健康五谷
养生粥

甘智荣　主编

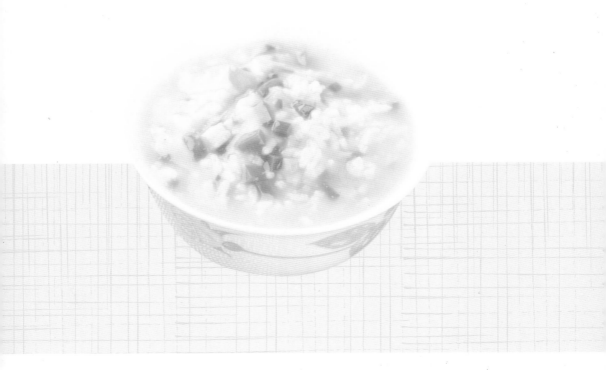

吉林科学技术出版社

图书在版编目（ＣＩＰ）数据

健康五谷养生粥 / 甘智荣主编 . -- 长春 ：吉林科
学技术出版社，2015.2
ISBN 978-7-5384-8706-0

Ⅰ．①健… Ⅱ．①甘… Ⅲ．①杂粮－粥－食物养生－
食谱 Ⅳ．① R247.1② TS972.137

中国版本图书馆 CIP 数据核字 (2014) 第 302067 号

健康五谷养生粥

Jiankang Wugu Yangshengzhou

主　　编	甘智荣
出 版 人	李　梁
责任编辑	李红梅
策划编辑	吴文琴
封面设计	闵智玺
版式设计	谢丹丹
开　　本	723mm×1020mm　1/16
字　　数	200千字
印　　张	15
印　　数	10000册
版　　次	2015年2月第1版
印　　次	2015年2月第1次印刷

出　　版　吉林科学技术出版社
发　　行　吉林科学技术出版社
地　　址　长春市人民大街4646号
邮　　编　130021
发行部电话/传真　0431-85635177　85651759　85651628
　　　　　　　　　　85677817　85600611　85670016
储运部电话　0431-84612872
编辑部电话　0431-86037576
网　　址　www.jlstp.net
印　　刷　深圳市雅佳图印刷有限公司

书　　号　ISBN　978-7-5384-8706-0
定　　价　29.80元

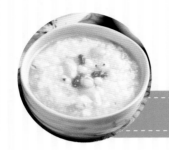

前言 PREFACE

古语有言："五谷为养，五果为助"，五谷对人们的健康至关重要，但是，五谷富含粗纤维，不太容易消化，而将五谷做成粥，则可以让五谷杂粮易于消化。自古以来，人们以喝粥为养生之道，陆放翁更有"只将食粥致神仙"的幸福感叹，所以说，五谷粥的诞生可以说是一种极具智慧的养生之道。

五谷粥适合于各种年龄、体质的人。一碗热腾腾的五谷粥，平常到了极点，却令很多人有着解不开的情结。明代诗人张方贤在他的《煮粥诗》中说道："莫言淡薄少滋味，淡薄之中滋味长。"这真是粥的写照。在生病，粥是一种补养身体的食物，在疲惫时，粥则是抚慰人心的一种爱物。

粥是其他营养食物的绝佳载体，五谷与粥为伍，会瞬间变得亲切温暖，让人百食不厌。五谷粥不仅营养丰富、味道鲜美，更具滋补、祛病和养生等功效。如大米粥有降低血压、健脾和胃、补中益气、除烦渴、止泻痢之功效；小麦粥有养心益肾、清热止渴、调理脾胃等功效；玉米粥有开胃益智、宁心活血、调理中气等功效；莲子百合粥，含有丰富的钙、磷、钾，既可增强免疫力，又能安神。

五谷粥的好处如此之多，那么如何做出一锅好的五谷粥呢？美食家袁枚说过一句话，叫做"水米柔腻为一，然后方为粥。"通过这句话我们可以了解辨别好粥的方法。但是想要煲出一锅美味营养的五谷粥，在过程中要注意的也非常多。

本书是一本二维码图书，读者只需要轻轻动下手指头，各式美味营养粥品就可以立马呈现。书里有四季养生粥，让你的五谷粥随四季变换；有日常保健粥，让健脾养胃、润肠排毒、提高免疫力……在日常生活中轻松做到；还有不同人群营养粥，如妈妈爸爸的健康粥，孩子的聪明粥，老公的健体粥，老婆的美容粥，让你轻松实现全家全方位的健康呵护！

常常听说温暖不过一碗粥，但是，粥却要因时而异，因人而熬，跟着本书一起熬五谷粥，暖胃、益智、养颜……浓淡鲜香不一而足，但是，真诚地希望每一个读者都可以给家人和自己带去一个共同的滋味——幸福健康！

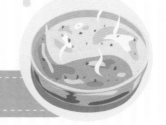

CONTENTS 目录

Part 1 五谷煮粥, 养生有道

Part 2 四季养生粥，滋养每一季

Part 3 日常保健粥，呵护每一天

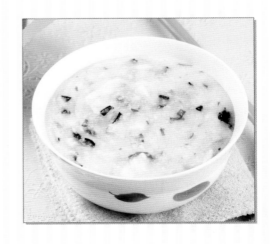

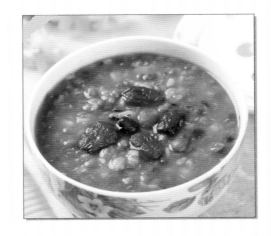

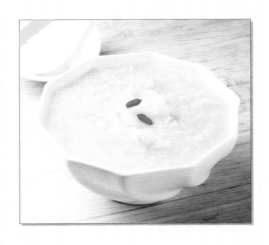

Part 4 不同人群营养粥，关爱每一个家人

Part 1

五谷煮粥，
养生有道

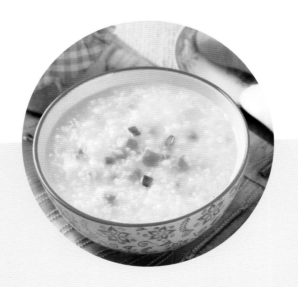

　　现代人生活水平提高，饮食日益精细化，鱼肉、果菜等在饮食结构中所占比例增加，从而导致饮食失调，疾病横生。近年来，随着养生风尚的兴起，人们对五谷更是狂热了起来，"十米粥"等粥品也越来越多地登上了我们曾经充斥着大鱼大肉的餐桌。确实，五谷粥对于大多数的人来说都是个不错的选择，一碗粥多种营养，可以满足你每天的营养需求。那么关于五谷煮粥大家知道多少呢？

认识五谷

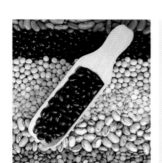

　　所谓"五谷"，本义是指的是稻、麦、黍、稷、菽五种粮食作物，也有指黍、稷、麦、菽、麻的说法，然而，"五谷"之说发展至今，已泛指各种粮食作物，成为粮食作物的总称，也有"五谷杂粮"之称，包括了谷类、豆类、薯类以及其他杂粮。五谷家族庞大，下面我们就一起来认识一下五谷大家族的成员吧！

〔大米〕

　　大米又名粳米，是一种很常见的主食，是中国南方最喜爱的粮食之一。含有大量碳水化合物，约占79%，是热量的主要来源。其味甘淡，其性平和，每日食用，是滋补之物，有降低血压、健脾和胃、补中益气、除烦渴、止泻痢等功效。

〔小米〕

　　小米为禾本科植物粟的种仁，亦称粟米，通称谷子。小米是中国北方人最喜爱的主要粮食之一。小米性凉，味甘咸，含淀粉、钙、磷、铁、维生素B_1、维生素B_2、维生素E、胡萝卜素等营养成分，有滋阴养血、美容养颜、健脾和胃等功效。

〔小麦〕

　　小麦为禾本科植物小麦的种仁，又叫麦麸，称淮小麦。它是中国北方人民的主食，自古就是滋养人体的重要食物。小麦含淀粉、蛋白质、脂肪、卵磷脂、尿蛋白、磷、铁等营养素，以及多种酶及维生素，有养心益肾、清热止渴、调理脾胃等功效。

〔玉米〕

　　玉米为禾本科植物玉蜀黍的种子。又称苞谷、苞米棒子、珍珠米，是全世界公认的"黄金作物"，有的地区以玉米作为主食。玉米性平，味甘、淡，含蛋白质、糖类、钙、磷、铁、硒、镁、胡萝卜素、维生素E等营养成分，有开胃益智、宁心活血、调理中气等功效。

— 〔燕麦〕 —

燕麦为禾本科植物燕麦的果实，又叫野麦、雀麦。在美国《时代》杂志评出的十大健康食品中，燕麦名列第五。燕麦性平，味甘，含维生素B_1和维生素B_2、膳食纤维、钙、磷、铁、铜、锌、锰等营养成分，具有增强体力、延年益寿、预防骨质疏松、美白养颜等功效。

— 〔薏米〕 —

薏米为禾本科植物薏苡的种仁，又名薏苡仁、药玉米。薏米在我国栽培历史悠久，是我国古老的药、食皆佳的粮种之一。薏米性微寒，味甘淡，含蛋白质、维生素B_1、糖类、钙、钾、铁、薏苡仁脂、赖氨酸等营养成分，有美白润肤、促进新陈代谢、清热利尿等功效。

— 〔高粱〕 —

高粱为禾本科植物蜀黍的种仁，有红、白两种，自古就有"五谷之精"、"百谷之长"的盛誉，是世界四大谷类作物之一。高粱性温，味甘涩，含蛋白质、糖类、钙、磷、铁、维生素B_2等营养成分，有和胃、消积、温中、涩肠胃、止霍乱、凉血解毒等功效。

— 〔黄豆〕 —

黄豆为荚豆科植物大豆的种子，又叫大豆、黄大豆，是所有豆类中营养价值最高的。故黄豆有"田中之肉"、"植物蛋白之王"等赞誉，是数百种天然食物中最受营养学家推崇的。黄豆性平，味甘，含蛋白质、膳食纤维、脂肪、维生素A、维生素E、胡萝卜素、镁、钙、钾等营养成分，有降低血脂、降低胆固醇、益智健脑、防止缺铁性贫血等功效。

— 〔红薯〕 —

相传红薯最早由印第安人培育，经菲律宾传入中国，因而又名"番薯"，是一种物美价廉的大众食品。红薯性平，味甘，含碳水化合物、膳食纤维、生物类黄酮、维生素A、维生素C、胡萝卜素、钾等营养成分，具有抗癌、保护心脏、预防肺气肿、糖尿病、减肥等功效，获得"长寿食品"之誉。

— 〔土豆〕 —

土豆是一种同时具有粮食、蔬菜和水果等多重特点的优良食品，是世界上许多国家重要的食品品种之一，在我国马铃薯被列入七种主要粮食作物之中，地位仅次于水稻、玉米和小麦。土豆性平，味甘，富含糖类，特别是淀粉质含量高，还含有蛋白质、脂肪、维生素等营养成分，有促进胃肠蠕动、抗衰老、健脾和胃、益气调中等功效。

五谷煮粥，养生好处多

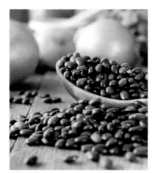

现代人饮食过于精致，容易导致疾病的发生，如肥胖、糖尿病、高血压等日益严重，应该减少精致饮食并提高粗食比例，因此，增加五谷杂粮的摄取，已成为改善饮食的首选。但是，五谷杂粮富含粗纤维，不容易消化，用来煮粥，则可以让五谷杂粮易于消化。自下面我们就一起来了解一下五谷粥的养生奥妙吧！

〔美容养颜〕

五谷粥的营养丰富，不但可以滋润皮肤，令皮肤光泽有弹性，还可以延缓细胞老化，令皮肤光滑，淡化伤痕，改善湿疹、皮肤溃疡等问题。

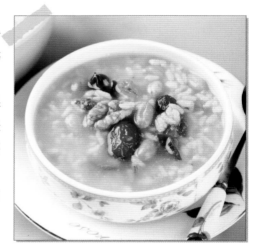

五谷粥粥能帮助皮肤组织制造骨胶原，保持皮肤健康。食用含有钙质的粥可以使骨骼坚硬，保持牙齿的健康；食用含有矿物质锌的粥可以防止指甲出现白斑点，预防暗疮的形成，防止脱发。另外，五谷粥还具有养发、护发的作用。

五谷粥还含有丰富的蛋白质等营养成分，这能避免脱水性皮肤产生较深的皱纹，防止皮肤因老化而失去弹性，还能使油性皮肤的皮脂腺减少油脂的分泌，帮助皮肤对抗紫外线、空气污染等，令皮肤更加健康。

〔预防、改善疾病〕

五谷粥不仅能为你提供能量，而且其所蕴含的丰富营养有预防、改善疾病的功效，如所含的不饱和脂肪酸可软化血管内的胆固醇，减少心血管方面的疾病发生；许多的膳食纤维，能有效减缓糖类的吸收，并降低血糖上升速度，促使胰岛素产生作用，对糖尿病患者有极大的帮助。

〔减肥瘦身〕

五谷杂粮中含有泛酸，可释放食物的能量，是脂肪代谢的重要成分；B族维生素则可能帮助热量燃烧；而五谷杂粮皆富含膳食纤维，能促进肠胃蠕动及消化液分泌，可加强体内废物排出，有益于瘦身；镁则可刺激糖类和脂肪的代谢作用。五谷粥既为人们提供了足够的能量，又可减少脂肪的摄入，健康、不油腻，喝五谷粥是一种健康的瘦身方法。

〔清除毒素〕

五谷粥中的镁和铁可加强身体能量，且加速体内废物的代谢。五谷杂粮丰富的膳食纤维在肠道内可吸附水分子，推动食物残渣或毒素在肠道内运行，进而排出体外，达到排毒的效果；维生素E则可帮助血液循环，加强排毒作用。

〔预防癌症的侵袭〕

五谷粥中富含蛋白质、氨基酸和B族维生素等，具有抗癌的作用，常吃可预防肿瘤病变；维生素A有助于人体内细胞分裂，预防癌细胞形成，并可帮助免疫系统反应，制造抗生素；丰富的膳食纤维，可缩短废物在肠道中停留的时间，以减少致癌物质和肠道黏膜接触的时间。

〔延年益寿〕

喝粥可延年益寿，五谷熬煮成粥，含有更丰富的营养素与膳食纤维。对于年长、牙齿松动的人或病人，多喝粥可防小病，粥更是保健养生的最佳良方。

〔防止便秘〕

现代人饮食精致又缺乏运动，多有便秘症状。五谷粥含有大量的水分，平日多喝五谷粥，除能果腹止饥之外，还能为身体补充水分，有效防止便秘。

〔增强食欲〕

五谷杂粮粥搭配一些色泽鲜艳又开胃的食物，例如梅干、甜姜、小菜等，既能促进食欲，又为虚弱的病人补充体力。

〔预防感冒〕

清早起床喝上一碗热腾腾的五谷粥粥，不仅可以帮助保暖、增加身体御寒能力，更能预防受寒感冒。

五谷煮粥小窍门

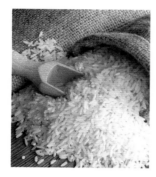

粥作为一种传统食品，在中国人心中的地位更是超过了世界上任何一个民族，很多人都会煮粥，但是如何让粥既好吃又营养呢？

虽然用五谷煮粥很简单，但是仍有许多窍门可循。据美食专家介绍，只要掌握如下诀窍，你就能快速煲出一锅好吃又营养丰富的五谷粥来。

〔煮大米粥的诀窍〕

首先往锅内倒入适量清水，待水开后倒入大米，这样，米粒里外的温度不同，更容易开花渗出淀粉质。再用旺火加热使水再沸腾，然后改文火熬煮，保持锅内沸滚但米粒和米汤不会溢出。熬煮可以加速米粒、锅壁、汤水之间的摩擦和碰撞，这样，米粒中的淀粉不断溶于水中，粥就会变得黏稠。在熬粥时应注意将锅盖盖好，避免水溶性维生素和其他营养成分随着水蒸气蒸发掉，增强口感。煮大米粥时，往往会有溢锅的现象，可在煲粥时加上5～6滴植物油或动物油，就能避免米粥外溢的现象。

〔煮小米粥的诀窍〕

要想煲出一锅美味又营养的小米粥，其实不难，只要注意三点。一是要选择新鲜的小米，不要选择陈米，否则煲出来的小米粥口感会大打折扣；二是要注意火候和熬煮的时间，时间大概控制在一个小时左右即可，这样才能熬煮出小米的香味；三是在煲小米粥的时候一定要不间断地搅拌，千万不要糊底了。

〔煮玉米粥的诀窍〕

玉米的营养非常丰富，含有大量蛋白质、膳食纤维、维生素、矿物质、不饱和脂肪酸、卵磷脂等，其中的烟酸对健康非常有利。但玉米中的烟酸不是单独存在的，而是和其他物质结合在一起，很难被人体吸收利用。所以在煲玉米粥的时候有个小窍门——加点小苏打，这样就能使烟酸释放出一半左右，被人体充分利用。同时，小苏打还可帮助保留玉米中的维生素B_1和维生素B_2，避免营养损失。另外，烟酸在蛋白质、脂肪、糖的代谢过程中起着重要作用，能帮助我们维持神经系统、消化系统和皮肤的正常功能。

〔煮黑米粥的诀窍〕

黑米性温，补血又补肾，补而不燥，而且不容易上火。黑米的色素中富含黄酮类活性物质，是白米的五倍之多，对预防动脉硬化很有功效。所以一直以来，黑米就被人们当成一种滋补保健品。但煮过黑米的人都知道，黑米是糙米，很难煮烂，所以一般黑米都用来熬粥。

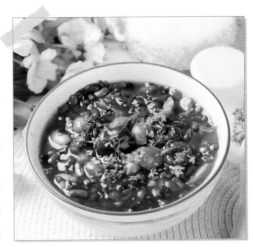

煲黑米粥时一定要大火烧开后改小火再烧一小时再关火。光喝黑米粥的口感不佳，可以加入鸡蛋：将两个鸡蛋彻底搅碎后放入黑米粥中，再到火上烧开。加了鸡蛋的黑米粥的口感就改善了许多，有了一点点的香味，而且营养丰富，又利于消化吸收。

〔煮燕麦粥的诀窍〕

用来制作燕麦粥的燕麦原料有两种，一种是燕麦颗粒，另外一种便是人们常吃的燕麦片。燕麦片一定要买纯麦片，复合燕麦片中除了燕麦外还有其他成分，煮粥的话，燕麦的含量略少。使用燕麦颗粒时，可以将燕麦先浸泡2个小时，或者用水将燕麦烧开后放置一段时间。这样做的目的是让较硬的燕麦充分吸水，缩短煮粥时间。如果时间紧或者想缩短煮粥时间，可以用燕麦片代替燕麦颗粒。

〔煮薏米粥的诀窍〕

一道好吃的薏米粥，离不开优质的薏米。而优质的薏米，要精心挑选和选购。在购买的时候，应挑选颜色呈白色或黄白色，色泽均匀，带点粉性，且味甘淡或微甜者。

如果只是单纯地用薏米直接地煮成薏米粥，那么味道就稍微有点乏味，因此可以加一些诸如红豆、百合、玫瑰的材料，好让薏米粥更加的美味，同时又能兼有这些材料的一些营养，但这样的话，在做薏米粥的时候，就要把握好这些材料的搭配和烹煮时间了。

薏米粥较难煮熟，所以在煮之前最好用温水浸泡2-3小时，让它充分吸收水分，在吸收了水分后再与其他米类一起煮就很容易熟了。在煮的过程中，要先开大火煮开，然后转小火煮烂。这样煮出来的薏米粥就会既美味又香甜。

五谷煮粥的健康门道

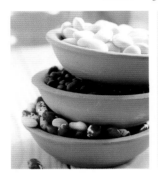

五谷粥不仅营养丰富，而且一碗热粥下肚，会觉得机体脏器清新、通体舒畅。因此很多人喜欢喝五谷粥。当然还有很多人更加喜欢享受熬粥的乐趣。其实，煮粥是门大学问，喝粥容易，想熬出营养健康又鲜香味美的粥来就不是件容易的事了。以下是煮粥的健康门道，了解了它们，你就可以在享受美味的同时，轻松收获健康了。

〔巧选煮粥原料〕

米和豆是煮粥的基本食材，其他配料可以根据个人喜好添加。种类不妨稍多，原料品种多则更有利于保持营养平衡。血糖高的老人可以多放些薏米、燕麦、黑豆、大麦等；面色无华的年轻女性可以放些红枣、桂圆、枸杞、红豆等，身体虚弱的人可以加入芡实、山药、板栗、糯米、黑芝麻等补益食材。气候也需要纳入考虑的因素，如夏季可以选择绿豆，而秋冬则不宜选择绿豆。

〔米先泡水易吸收〕

淘净米后再泡30分钟，使米粒充分吸收水分，才能熬煮出又软又稠的粥。绿豆、红小豆、糯米、薏米、玉米等材料，更不易煮熟，浸泡的时间可延长6～8小时，这样才会煮烂，易于肠胃消化吸收。

〔开水煮粥更健康〕

大家的普遍共识都是冷水煮粥，而真正的行家里手却是用开水煮粥。这是因为开水下锅煮粥不会煳底，而且比冷水熬粥更省时间，而且开水中没有氯等杂质，更加健康。

〔掌握火候煮香粥〕

掌握火候很重要，先用大火煮开，再转小火熬煮约30分钟。别小看火候的大小转换，粥的香味往往由此而出。另外，可根据不同的火候做成不同的粥，比如用明火煮加进白果和百合的白粥，能够清热降火；用猛火生滚的各类肉粥，低油低脂、原汁原味、口感清新，符合现代人的健康追求。当然，还可以往粥里加进鲜豆浆，用它烫鱼片、猪肝、牛肉等，这样做出来的粥都非常香鲜爽口。

〔底和料分煮〕

大多数人煮粥时习惯将所有的东西一股脑全倒进锅里，百年老粥店可不这样做。粥底是粥底，料是料，分头煮的煮、焯的焯，最后再搁一块熬煮片刻，且绝不超过10分钟。这样熬出的粥品清爽，每样东西的味道都熬出来了又不串味。特别是辅料为肉及海鲜时，更应将粥底和辅料分开煮。

〔加入高汤更营养〕

让粥变鲜而且更加营养的最大秘诀就是要先熬一锅美味的高汤。用猪骨或者禽类骨架氽水后煲汤，待凉后过滤即成鲜美的高汤。猪骨除含蛋白质、脂肪、维生素外，还含有大量磷酸钙、骨胶原、骨黏蛋白等。用猪骨高汤来煲粥，能增添了更多的营养。

〔青菜不要煮太久〕

煮菜粥时，应该在米彻底煮熟后，放盐、味精、鸡精等调味品，最后再放生的青菜（不要焯水），这样青菜的颜色不会有变化，营养也不会流失。

〔花色粥的制作〕

以煮好的滚粥冲入各种配料、佐料，调拌均匀即成，如生鱼片粥。也可以先将配料炒制，再加入高汤或水，以之煮粥。但是煮这类粥时要注意材料的下锅时间，以免煮的太久使食材的营养流失，口感也不佳。

〔药膳粥的制作〕

在煮药膳粥时，若配方中有不能直接食用的药材，可先将中药熬煮成药汁，过滤掉药渣后再加入米煮粥，或先将中药研成粉末，再入粥与米同煮。若粥中的配料形体较大，应先进行刀工处理，再下锅煮粥，以使粥稠味浓。

〔煮粥是否需要加碱〕

煮粥时加碱可以破坏淀粉粒外的蛋白膜，充分溶出淀粉，使粥黏稠绵软，但却破坏了大米中少有的宝贵维生素。不妨用山楂来代替碱，效果一样。若是玉米粥则相反，加点碱是必要的。因为加碱可以提高人体对烟酸的吸收利用率，预防癞皮病。

五谷煮粥巧搭配

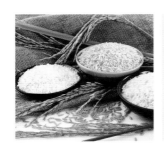

五谷粥营养丰富，但是也讲究搭配，巧妙的搭配能让五谷粥营养更全面更丰富，而不恰当的搭配则会造成五谷粥营养流失或者影响功效，所以，下面我们就一起来了解一下五谷煮粥是如何巧妙搭配的吧！

〔各类杂粮粥的食疗作用〕

煮粥常常用到的有粳米、糯米和薏米等。粳米含蛋白质、脂肪、碳水化合物、钙、磷、铁等成分，具有补中益气、养脾胃、和五脏、除烦止渴、益精等功效；糯米具有温脾益气的作用，适于脾胃功能低下者食用，对于虚寒泻痢、虚烦口渴、小便不利等有一定食疗作用；中医认为薏米具有健脾、补肺、清热、渗湿的功能，经常食用对慢性肠炎、消化不良等症有缓解作用。富含膳食纤维的薏米有预防高血脂、高血压、中风及心血管疾病的功效。

〔红枣、坚果能补肾益气〕

大枣是一种益气养血、健脾的食疗佳品，对脾胃虚弱、血虚萎黄和肺虚咳嗽等症有一定缓解作用；花生有"长生果"的美称，具有润肺、和胃、补肾、止咳、利尿、下乳等多种功能；核桃仁具有补肾纳气、益智健脑、强筋壮骨的作用，还能够增进食欲、乌须生发，其中所含的维生素E更是医药学界公认的抗衰老药物；莲子可补气健脾；板栗能补肾益气，可减轻腰酸腿软的症状。

〔燕麦能降低胆固醇浓度〕

燕麦具有降低血液中胆固醇浓度的作用，食用燕麦后可减慢血糖值的上升。在富含碳水化合物的食品中添加燕麦后可抑制血糖值上升，因此对于糖尿病以及糖尿病合并心血管疾病的患者，不妨在粥里放点燕麦。许多研究已证实富含膳食纤维的食物可降低血糖，特别是燕麦所含的可溶性纤维，可在胃内形成黏稠物质，影响葡萄糖的吸收和利用，不会导致餐后血糖突然上升。所以，糖尿病病人可多选燕麦作主料。

Part 2

四季养生粥，
滋养每一季

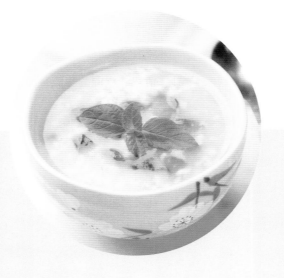

　　万物生长皆顺应自然，养生顺四时，这是人类自古以来就已懂得的道理，同样食粥养生也顺应着四季变换。春季阳气初生，天气转暖而阴寒未尽，万物萌生，经过冬季的进补和春节的肥甘美食，春季的粥品应平温而清淡；夏季是一年中阳气最旺盛的季节，炎热而万物成长，人体新陈代谢也随之旺盛，粥品应以清淡平和、清热利湿、解毒消暑为主；秋季天气逐渐变凉，秋风一起，雨水减少，温度下降，气候变燥，人体会发生一些"秋燥"反应，此时应选择润燥止渴、养阴清热、清心安神的粥品；冬季，是进补的最佳季节，可选择一些较温补的粥品以御寒。这一章我们就一起跟着四季品尝好粥吧！

春季养生粥

百合猪心粥

◉难易度：★ ☆ ☆　◉功效：养心润肺

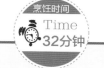

烹饪时间
Time
32分钟

◎ 原 料

水发大米170克，猪心160克，鲜百合50克，姜丝、葱花各少许

◎ 调 料

盐3克，鸡粉、胡椒粉各2克，料酒、生粉、芝麻油、食用油各适量

◎ 烹饪小提示

煮粥时水要一次性加够，中途不宜再加水，以免口感变差。

◎ 做 法

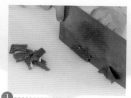
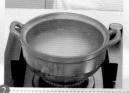
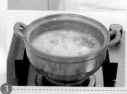
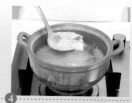

❶ 猪心洗净切片，加姜、盐、鸡粉、料酒、胡椒粉、生粉、油腌渍。

❷ 锅中注水烧开，倒入洗净的大米拌匀，煮沸后小火煮30分钟。

❸ 倒入洗净的百合、猪心，煮至熟，加盐、鸡粉、芝麻油拌匀。

❹ 转中火续煮至粥入味，关火后盛出，装碗，撒上葱花即成。

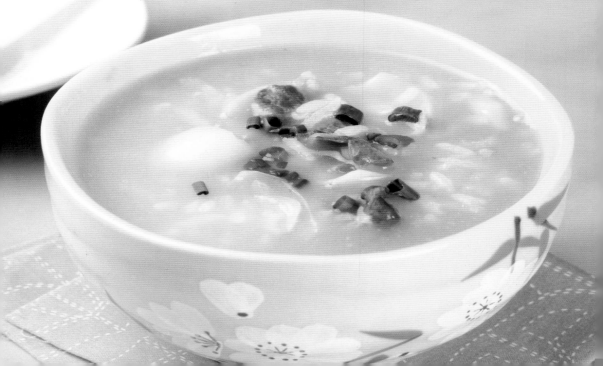

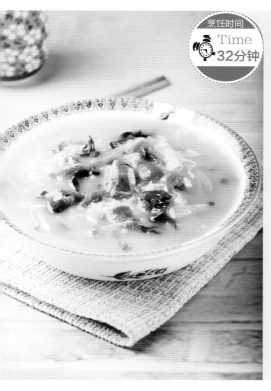

木耳山楂排骨粥

◉难易度：★☆☆ ◉功效：降低血脂

🍲 原料

水发木耳40克，排骨300克，山楂90克，水发大米150克，水发黄花菜80克，葱花少许

🥄 调料

料酒8毫升，盐2克，鸡粉2克，胡椒粉少许

🔪 做法

1.洗好的木耳切成小块；洗净的山楂切开，去核，切成小块。2.砂锅中注入清水烧开，倒入大米，搅散，加入洗净的排骨，拌匀。3.淋入适量料酒，搅拌片刻，煮至沸腾，倒入切好的木耳、山楂，加入洗净的黄花菜，拌匀，用小火煮30分钟，至食材熟透。4.放入少许盐、鸡粉、胡椒粉，用勺拌匀调味，关火后盛出煮好的粥，装入碗中，撒上葱花即可。

鲫鱼薏米粥

◉难易度：★★☆ ◉功效：增强免疫力

🍲 原料

鲫鱼400克，薏米100克，大米200克，枸杞少许

🥄 调料

盐、鸡粉各2克，料酒、芝麻油各适量

🔪 做法

1.处理干净的鲫鱼切成大段，备用。2.砂锅中注入适量清水烧热，倒入备好的薏米、大米，放入切好的鲫鱼，拌匀，盖上盖，用大火煮开后转小火续煮40分钟至食材熟透。3.揭盖，加入料酒，拌匀，再盖上盖，略煮一会儿，去除腥味，揭盖，放入枸杞，续煮5分钟至其熟软。4.加入盐、鸡粉、芝麻油，拌匀，关火后盛出煮好的粥，装入碗中即可。

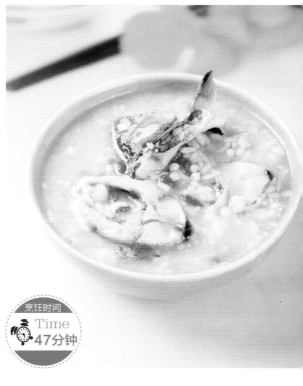

西蓝花蛤蜊粥

◎难易度：★★☆ ◎功效：降低血压

烹饪时间
Time
35分钟

原料
西蓝花90克，蛤蜊200克，水发大米150克，姜片少许

调料
盐2克，鸡粉2克，食用油适量

烹饪小提示
蛤蜊本身极富鲜味，烹制时不要再加味精，也不宜多放盐，以免鲜味反失。

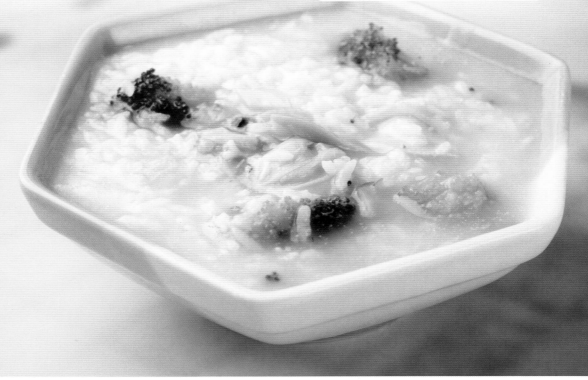

做法

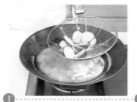
① 锅中注水烧开，倒入洗净的蛤蜊煮至壳开，捞出洗净取肉。

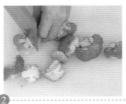
② 洗净的西蓝花切块。

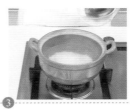
③ 砂锅注水烧开，倒入泡好的大米，大火烧开后转小火煮30分钟。

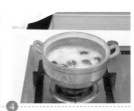
④ 加蛤蜊肉、食用油、姜片、西蓝花煮3分钟，加盐、鸡粉拌匀即可。

🕹 做 法

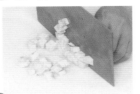

① 将洗净去皮的葛根切条，再切成小块，放在小碟子中，待用。

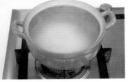

② 锅中注入清水烧开，倒入洗净的粳米，搅匀。

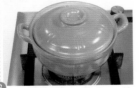

③ 放入葛根块，拌匀，盖上盖，用大火烧开后转小火煮约30分钟，至米粒变软。

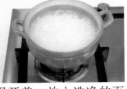

④ 揭开盖，放入洗净的百合，拌匀，用小火续煮约15分钟至食材熟透。

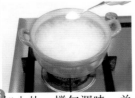

⑤ 加入盐，搅匀调味，关火后盛出煮好的粥，装入碗中即成。

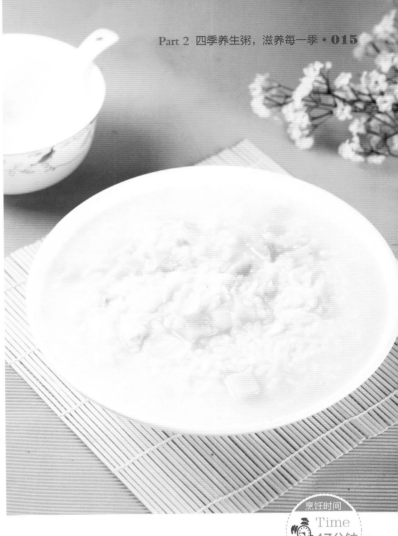

烹饪时间
Time
47分钟

百合葛根粳米粥

◉难易度：★ ☆ ☆ ◉功效：降压降糖

🍲 原 料

鲜百合35克，葛根160克，水发粳米150克

🥢 调 料

盐2克

🍵 烹饪小提示

粳米较硬，不太容易煮熟软，所以浸泡的时间可以稍微长一些，这样煮好的粥味道才会更软滑。

菠菜芹菜粥

◉难易度：★☆☆ ◉功效：益气补血

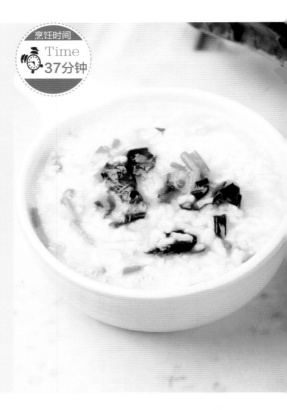

烹饪时间
Time
37分钟

原 料

水发大米140克，菠菜60克，芹菜35克

做 法

1. 将洗净的菠菜切小段；洗好的芹菜切丁。
2. 砂锅中注水烧开，放入洗净的大米，搅拌均匀，烧开后用小火煮约35分钟，至米粒变软。
3. 倒入切好的菠菜，搅拌均匀，再放入切好的芹菜丁，搅拌均匀，煮至全部食材断生。
4. 关火后盛出煮好的芹菜粥，装在碗中即成。

🍲 烹饪小提示

菠菜切好后最好焯煮一下，这样能去除草酸，有利于饮食健康。

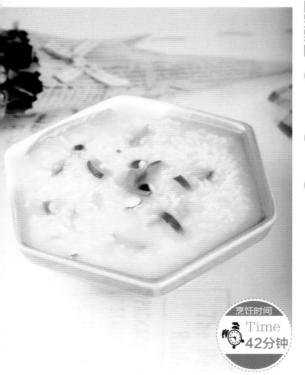

山楂芡实陈皮粥

◉难易度：★☆☆ ◉功效：保肝护肾

原 料

水发大米130克，山楂85克，芡实25克，陈皮8克

调 料

盐、鸡粉各少许

做 法

1. 洗净的山楂去头尾，切开去核，改切成小块；洗净的陈皮切细丝。
2. 砂锅中注入清水烧开，倒入洗净的大米拌匀，放入芡实、陈皮丝，搅拌匀，使米粒散开，烧开后用小火煲煮30分钟。
3. 倒入山楂，搅拌匀，使其浸入米粒中，用小火续煮10分钟，至食材熟透。
4. 取下盖子，加盐、鸡粉拌匀调味，转中火续煮片刻。
5. 关火后盛出煮好的粥，装入碗中即成。

烹饪时间
Time
42分钟

◎ 做 法

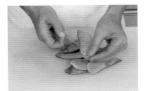

❶ 洗净的扁豆去除老筋，备用。

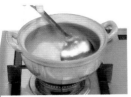

❷ 砂锅中注入清水，倒入洗好的大米，拌匀，用大火煮开后转小火续煮40分钟至大米熟软。

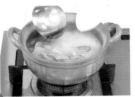

❸ 倒入备好的扁豆、白果，拌匀，转小火煮10分钟至食材熟透。

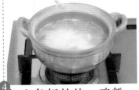

❹ 加入备好的盐、鸡粉，拌匀调味。

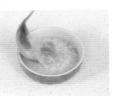

❺ 关火后盛出煮好的粥，装入碗中，再撒上葱花即可。

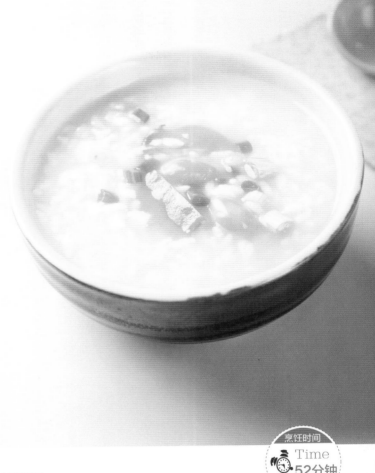

烹饪时间
Time
52分钟

扁豆白果粥

●难易度：★★☆　●功效：养心润肺

◎ 原料

大米200克，白果15克，扁豆30克，葱花少许

◎ 调料

盐、鸡粉各1克

◎ 烹饪小提示

白果有微毒，在烹饪前可先用温水浸泡数小时，这样能大大减少有毒物质的危害。

山药枸杞薏米粥

◎难易度：★☆☆　◎功效：保肝护肾

烹饪时间
Time
34分钟

🥄 原 料
水发大米80克，水发薏米70克，枸杞少许，山药50克

🥣 调 料
冰糖适量

🍲 烹饪小提示
薏米五成熟时再下大米，煮出来的粥口感会更好。

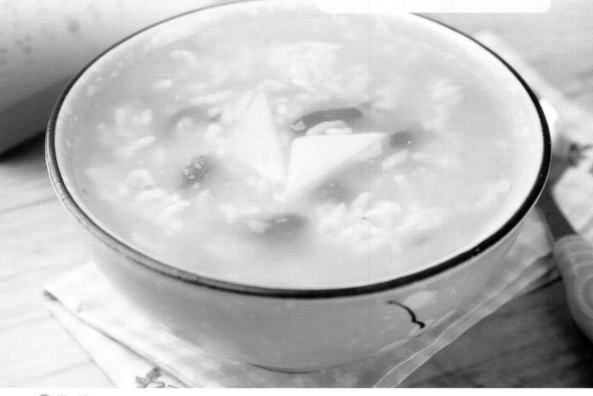

🥢 做 法

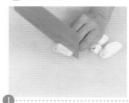

① 洗净去皮的山药用斜刀切段，改切片。

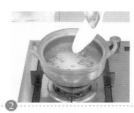

② 砂锅注水烧开，倒入枸杞、薏米、大米，烧开后小火煮20分钟。

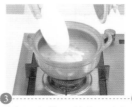

③ 倒入山药，拌匀，用中小火续煮约10分钟至食材熟透。

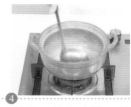

④ 揭盖，放入冰糖，拌匀，煮至溶化，关火后盛出即可。

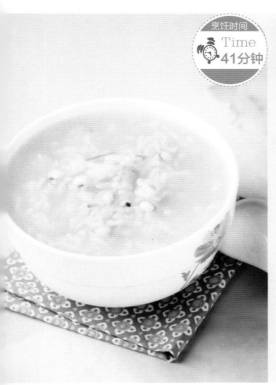

薏仁党参粥

◉难易度：★☆☆ ◉功效：防癌抗癌

〇 原 料

薏米40克，党参15克，水发大米150克

〇 做 法

1.砂锅中注入适量清水，大火烧开。2.放入洗净的党参、薏米，倒入泡发好的大米，轻轻搅拌均匀。3.盖上锅盖，用小火煮约40分钟至食材熟透。4.揭盖，略煮片刻，至粥浓稠。5.关火后盛出煮好的粥，装入碗中即可。

〇 烹饪小提示

煮粥时宜先用大火煮至沸腾，再改成小火慢慢熬煮。

红豆腰果燕麦粥

◉难易度：★★☆ ◉功效：降低血糖

〇 原 料

水发红豆90克，燕麦85克，腰果40克

〇 调 料

冰糖20克

〇 做 法

1.热锅注油，烧至四成热，倒入腰果，炸至金黄色捞出，沥干油，备用。2.砂锅中注入清水烧开，倒入洗净的燕麦、红豆，搅匀，烧开后用小火煮40分钟，至食材熟透。3.将腰果倒入杵臼中，捣碎成末，装入盘中，备用。4.往砂锅中倒入适量冰糖，搅拌均匀，煮至冰糖溶化。5.关火后盛出煮好的粥，装碗，撒上腰果末即可。

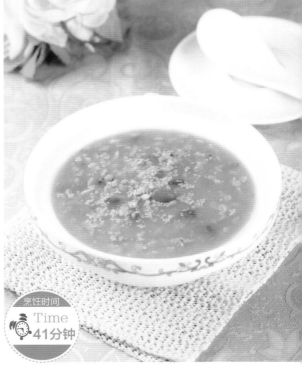

榛子莲子燕麦粥

◉难易度：★☆☆　◉功效：美容养颜

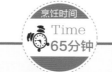

◉ 原　料

水发莲子60克，榛子仁20克，水发燕麦
80克

◉ 烹饪小提示

可使用带气孔的砂锅，这样可防止粥煮
沸后溢出。

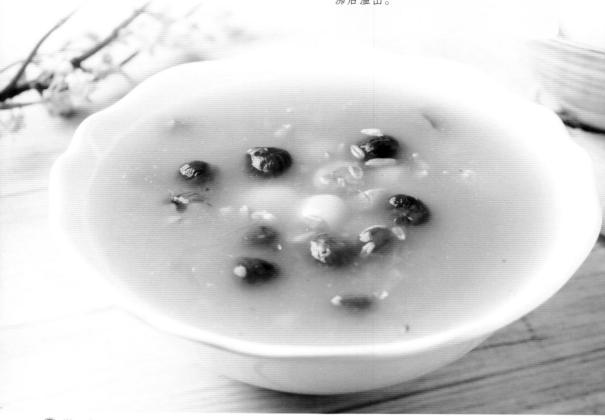

◉ 做　法

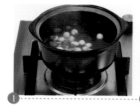

① 砂锅中注入适量清水
烧开，倒入备好的莲
子、榛子仁。

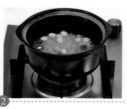

② 放入洗净的燕麦。

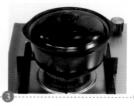

③ 加盖，煮沸后用小火
煮1小时至食材熟透，
揭盖，拌匀。

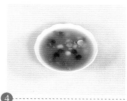

④ 关火后将煮好的粥盛
出，装入碗中即可。

🖌 做 法

❶ 把葛根粉装入碗中，倒入少许温开水，搅拌调匀，待用。

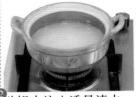

❷ 砂锅中注入适量清水，大火烧开，再倒入洗好的小米，搅拌匀。

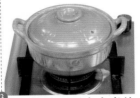

❸ 盖上锅盖，用小火煮约40分钟至小米熟软。

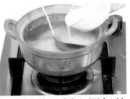

❹ 揭开锅盖，倒入调好的葛根粉，搅拌均匀，用大火略煮一会儿。

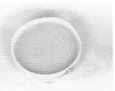

❺ 关火后盛出煮好的小米粥，装入碗中即可。

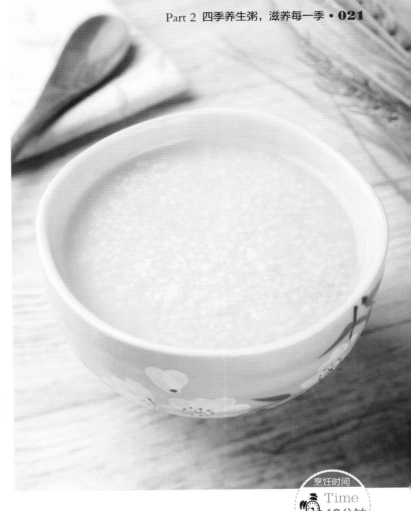

烹饪时间
Time
42分钟

葛粉小米粥

◉难易度：★☆☆ ◉功效：开胃消食

🥣 原 料

水发小米100克，葛根粉30克

🍲 烹饪小提示

煮小米粥时要注意火候和熬煮的时间，时间大概控制在半小时到一小时之间即可，这样才能熬煮出小米的香味。

南瓜小米粥

◉难易度：★☆☆ ◉功效：益气补血

烹饪时间
Time
47分钟

原料

南瓜肉110克，水发小米80克

调料

白糖10克

做法

1.将洗净的南瓜肉切片，再切小块。2.砂锅中注入适量清水烧开，倒入洗净的小米，烧开后转小火煮约30分钟，至米粒变软。3.倒入切好的南瓜，搅拌均匀，再盖上盖，用小火续煮约15分钟，至食材熟透，搅拌几下，关火后盛出煮好的南瓜粥。4.装在小碗中，食用时加入少许白糖拌匀即可。

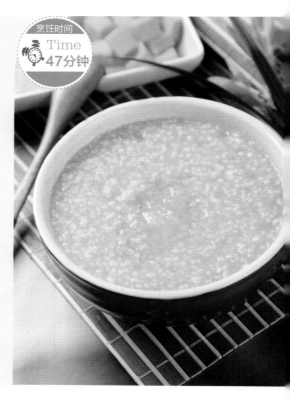

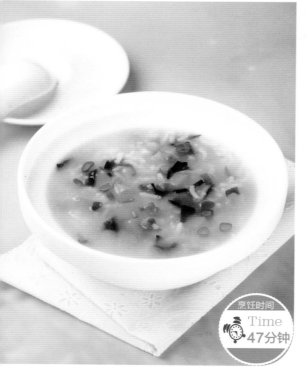

烹饪时间
Time
47分钟

南瓜木耳糯米粥

◉难易度：★★☆ ◉功效：益气补血

原料

水发糯米100克，水发黑木耳80克，南瓜50克，葱花少许

调料

盐、鸡粉各2克，食用油少许

做法

1.洗净去皮的南瓜切片，切条，改切成丁；洗净的黑木耳切碎，备用。2.砂锅中注入清水烧开，倒入洗好的糯米，拌煮至沸，再放入黑木耳，搅拌匀，烧开后用小火煮约30分钟，至食材熟软。3.倒入南瓜丁，搅拌匀，用小火续煮15分钟，至全部食材熟透。4.加入盐、鸡粉，拌匀调味，淋入食用油，转中火拌煮至入味。5.关火后盛出，装入碗中，撒上葱花即可。

🍳 做 法

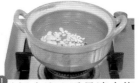

1 砂锅中注入适量清水烧热，倒入洗好的芡实、白扁豆，搅拌均匀，用大火煮开后转小火煮20分钟。

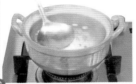

2 倒入洗好的糯米，拌匀，用大火煮开后转小火煮40分钟。

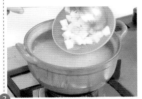

3 倒入山药丁，拌匀，煮约15分钟至食材熟透。

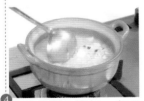

4 加入白糖，拌匀，煮至溶化。

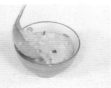

5 关火后盛出煮好的粥，装入碗中，待稍微放凉后即可食用。

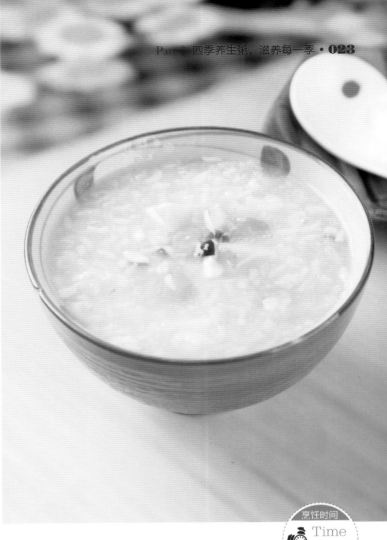

烹饪时间
Time
77分钟

白扁豆芡实糯米粥

●难易度：★☆☆ ●功效：安神助眠

🥣 原 料
芡实300克，白扁豆70克，糯米300克，山药丁350克

🥄 调 料
白糖3克

🍴 烹饪小提示
糯米黏性大，可先上蒸笼蒸一会儿再煮，这样更易煮熟。熬糯米粥的过程中最好每隔10分钟就兜底搅拌几下，防止糯米粥黏锅底。

薏米红薯糯米粥

◉难易度：★ ☆ ☆ ◉功效：瘦身排毒

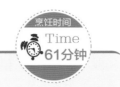

烹饪时间
Time
61分钟

◉ 原 料
| 薏米30克，红薯300克，糯米100克

◉ 调 料
| 蜂蜜15克

◎ 烹饪小提示
待粥稍凉之后再加入蜂蜜，否则会破坏蜂蜜的营养和有效成分。

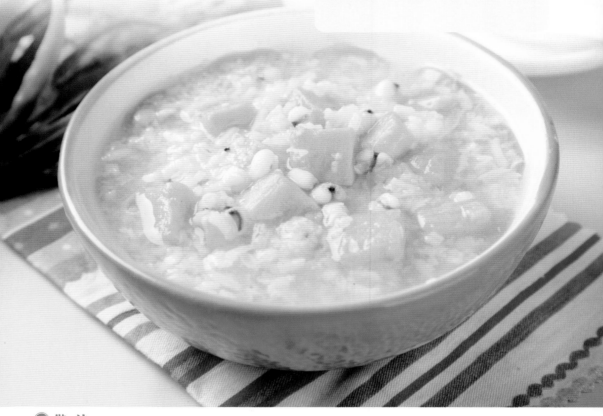

✍ 做 法

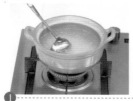

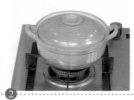

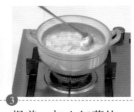

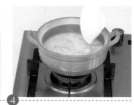

1 砂锅中注入清水烧开，加入已浸泡好的薏米、糯米，拌匀。

2 盖上盖，烧开之后转小火煮约40分钟，至米粒变软。

3 揭盖，加入红薯块，拌匀，盖上盖，续煮约20分钟至熟。

4 关火，晾凉后加入蜂蜜，拌匀，盛出煮好的粥，装碗即可。

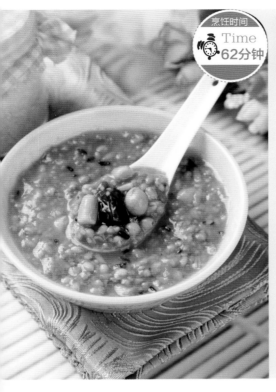

红枣薏米大麦粥

◎难易度：★☆☆　◎功效：益气补血

原 料

薏米30克，水发大麦20克，红枣20克，花生米20克，黑米10克，水发大米10克，水发小米10克

做 法

1.砂锅中注入适量清水烧开，倒入大米、花生、大麦。2.加入红枣、薏米、小米、黑米，拌匀。3.加盖，大火煮开转小火煮1时至食材熟软。4.揭盖，搅拌一下。5.关火，将煮好的粥盛出装入碗中即可。

◎ 烹饪小提示

粥煮开后要多搅拌几次，以防粘锅。

大麦山药粥

◎难易度：★☆☆　◎功效：增强免疫力

原 料

大麦、大米各80克，山药100克

做 法

1.将去皮洗净的山药切开，再切条，改成丁。2.砂锅中注入适量清水烧开，倒入洗净的大米、大麦，拌匀，烧开后转小火煮约65分钟，至大麦变软。3.揭盖，倒入山药丁，均匀地搅拌一会儿，至食材散开，再盖上盖，用中小火煮约30分钟，至材料熟透。4.揭盖，搅拌几下，关火后盛出煮熟的山药粥。5.装在小碗中，稍微冷却后食用即可。

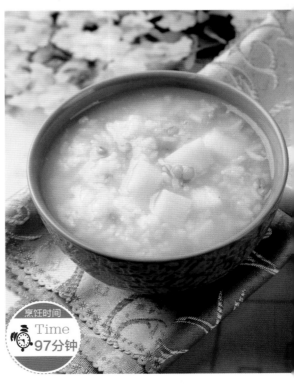

Time
97分钟

夏季养生粥

丝瓜排骨粥

◎难易度：★★☆ ◎功效：美容养颜

🥄 原　料

猪骨200克，丝瓜100克，虾仁15克，大米200克，水发香菇5克，姜片少许

🫙 调　料

料酒8毫升，盐、鸡粉、胡椒粉各2克

🍲 烹饪小提示

丝瓜放锅中煮的时间不宜过长，以免其煮得过熟，变得软烂，影响口感。

🔪 做　法

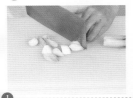
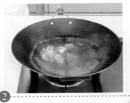
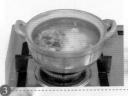
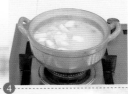

❶ 洗净去皮的丝瓜切成滚刀块；洗好的香菇切成丁。

❷ 锅中注水烧开，倒入洗净的猪骨，淋入料酒，氽水捞出。

❸ 砂锅注水烧热，加猪骨、姜片、大米、香菇烧开后中火煮45分钟。

❹ 倒入虾仁煮15分钟，加丝瓜煮熟，加盐、鸡粉、胡椒粉拌匀即可。

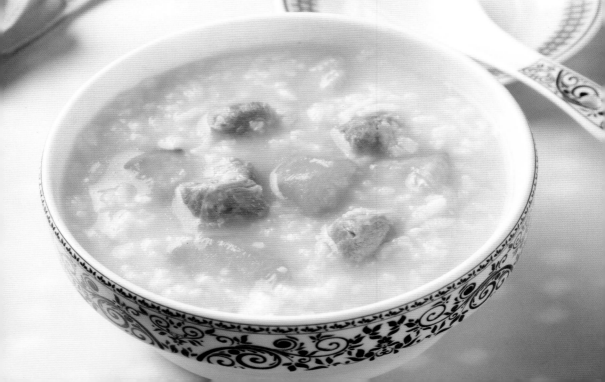

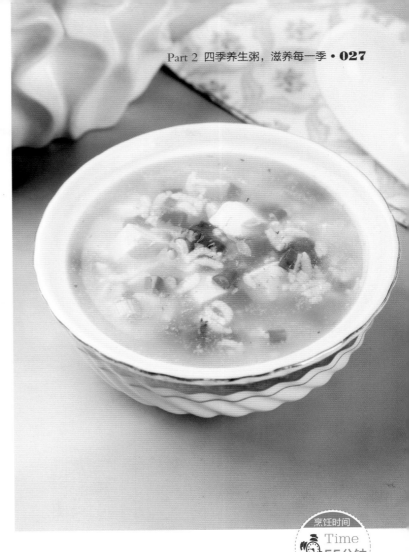

胡萝卜猪血豆腐粥

●难易度：★☆☆ ●功效：益气补血

做 法

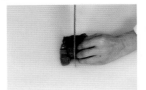

❶将洗好的猪血切成小方块；洗净的豆腐切成小丁块；洗好的胡萝卜切成小丁块。

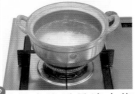

❷砂锅中注适量清水烧开，倒入洗净的大米，拌匀，烧开后用小火煮30分钟。

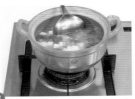

❸倒入胡萝卜、豆腐、猪血，拌匀，用中小火续煮20分钟至食材熟透。

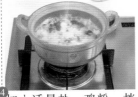

❹加入适量盐、鸡粉，拌匀调味。

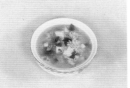

❺关火后盛出煮好的粥，撒上葱花即可。

原 料
水发大米120克，猪血150克，豆腐130克，胡萝卜70克

调 料
盐2克，鸡粉1克

烹饪小提示
买回猪血后要将猪血泡在水中，不要让凝块破碎，否则会影响口感。

桃仁苦瓜粥

◉难易度：★☆☆ ◉功效：降低血压

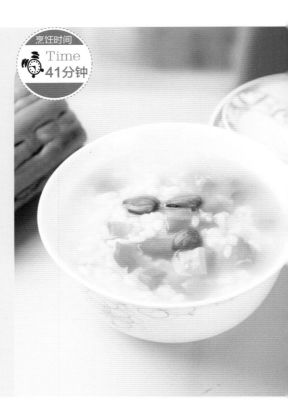

烹饪时间
Time
41分钟

原 料

水发大米120克，苦瓜160克，桃仁少许

做 法

1.洗净的苦瓜切开，去瓤，把果肉切条，再切成小丁块，备用。2.砂锅中注入适量清水烧开，倒入备好的桃仁、大米、苦瓜，拌匀。3.盖上盖，烧开后用小火煮约40分钟至食材熟透。4.揭开盖，搅拌均匀。5.关火后盛出煮好的粥即可。

🥘 烹饪小提示

苦瓜的瓜瓤要去除干净，这样可以减轻苦瓜的苦味。

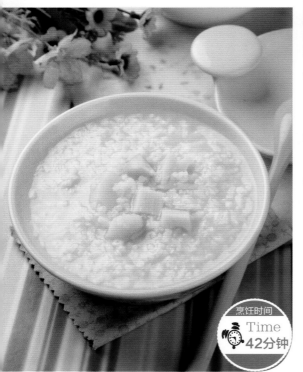

烹饪时间
Time
42分钟

菱角莲藕粥

◉难易度：★☆☆ ◉功效：健脾止泻

原 料

水发大米130克，莲藕70克，菱角肉85克，马蹄肉40克

调 料

白糖3克

做 法

1.将洗净的菱角肉切小块；洗好的马蹄肉切开，再切小块；去皮洗净的莲藕切成丁。2.砂锅中注入清水烧开，倒入洗净的大米，放入各式切好的食材，搅拌匀，使其散开，烧开后转小火煮约40分钟，至食材熟透。3.加入少许白糖，搅匀，至糖分溶化。4.关火后盛出煮好的莲藕粥，装在小碗中即可。

🔪 做 法

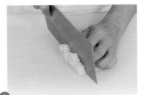

❶ 洗净去皮的莲藕切成丁；西瓜切成瓣，去皮，再切成块。

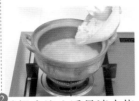

❷ 砂锅中注入适量清水烧热，倒入洗净的大米，搅匀。

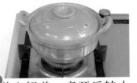

❸ 盖上锅盖，煮开后转小火煮40分钟至其熟软。

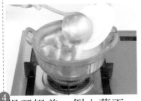

❹ 揭开锅盖，倒入藕丁、西瓜，拌匀，用中火煮20分钟。

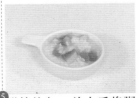

❺ 搅拌均匀，关火后将粥盛入碗中即可。

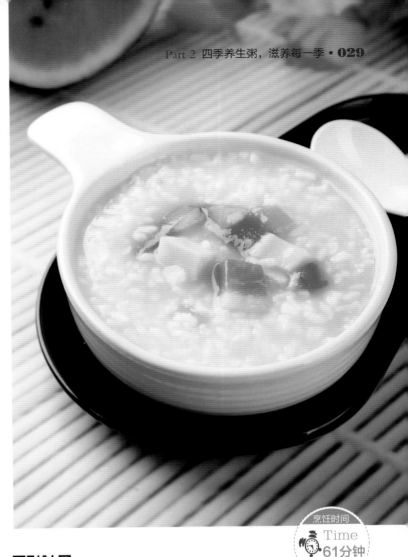

烹饪时间
Time
61分钟

藕丁西瓜粥

◉难易度：★★☆　◉功效：开胃消食

🍴 原 料

莲藕150克，西瓜200克，大米200克

🍲 烹饪小提示

切好的藕丁如果不马上入锅，可以放入淡盐水中浸泡，以防发黑。

芦荟花生粥

◉难易度：★☆☆ ◉功效：美容养颜

🍲 原　料

水发大米100克，花生米45克，芦荟60克

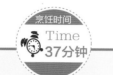

烹饪时间
Time
37分钟

🥄 烹饪小提示

花生米可先用温水将其泡软，这样能缩短烹煮的时间。

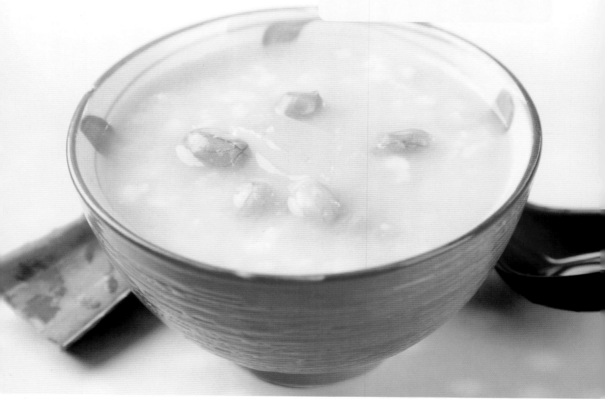

🔪 做　法

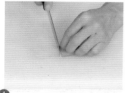 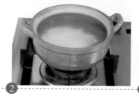 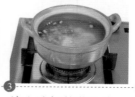 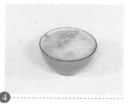

① 将洗净的芦荟切开，取果肉，再切小块，备用。

② 砂锅中注入适量清水，大火烧热，倒入洗净的大米。

③ 放入洗好的花生米，加入芦荟拌匀，烧开后用小火煮35分钟。

④ 搅拌几下，盛出煮好的粥即可。

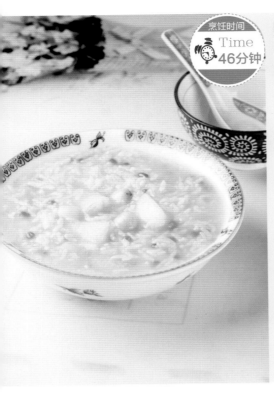

冬瓜绿豆粥

◎难易度：★☆☆ ◎功效：清热解毒

烹饪时间 Time 46分钟

原 料
冬瓜200克，水发绿豆60克，水发大米100克

调 料
冰糖20克

做 法
1.洗净去皮的冬瓜切条，再切小丁，备用。
2.砂锅中注入清水烧开，倒入洗净的大米，搅拌均匀，放入洗好的绿豆，搅匀，烧开后用小火煮约30分钟至熟。3.放入切好的冬瓜，搅拌匀，用小火续煮15分钟，至冬瓜熟烂。4.加入适量冰糖，拌匀，煮至溶化。5.关火后盛出煮好的粥，装入碗中即可。

绿豆粳米粥

◎难易度：★★☆ ◎功效：开胃消食

原 料
水发粳米120克，水发绿豆50克

调 料
冰糖15克

做 法
1.锅中注入适量清水，大火烧开，倒入洗净的绿豆，拌匀。2.盖上锅盖，烧开后转小火煮约40分钟，至食材变软。3.揭盖，倒入备好的粳米，拌匀、搅散。4.再盖上盖，用小火煮约30分钟，至食材熟透。5.揭盖，倒入适量的冰糖，拌匀，煮至溶化。6.关火后盛出煮熟的粳米粥，装在小碗中即可。

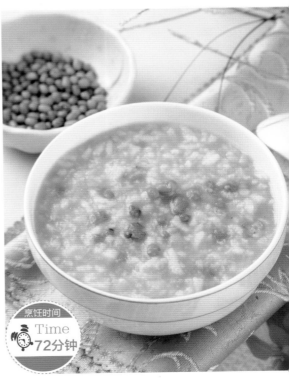

烹饪时间 Time 72分钟

海藻绿豆粥

◎难易度：★★☆ ◎功效：清热解毒

烹饪时间
Time
62分钟

◎ 原 料
水发大米150克，水发绿豆100克，水发海藻90克

◎ 调 料
盐少许

◎ 烹饪小提示
绿豆可先用温水泡发，这样更易煮熟透，缩短烹煮的时间。

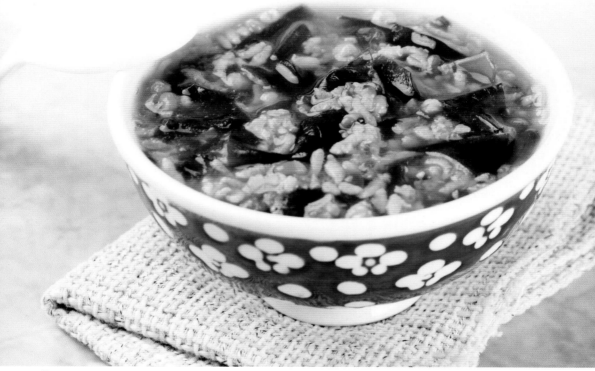

◎ 做 法

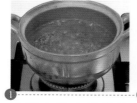
❶ 砂锅中注入适量清水，大火烧开，倒入洗净的绿豆。

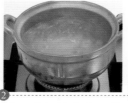
❷ 放入洗好的大米，拌匀，煮沸后用小火煲煮约60分钟。

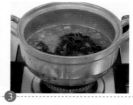
❸ 撒上洗净的海藻，拌匀，转中火续煮片刻，至食材熟透。

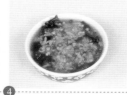
❹ 加入盐，拌煮至米粥入味，关火后盛出煮好的绿豆粥。

🖉 做 法

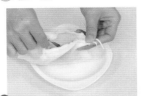

❶ 取一个隔渣袋，放入洗净的淡竹叶，收紧袋口，制成香袋。

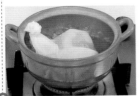

❷ 砂锅中注入清水烧开，放入备好的香袋。

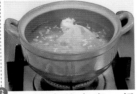

❸ 倒入洗净的大米、绿豆、荞麦、燕麦，拌匀，煮沸后用小火煮约40分钟，至食材熟透。

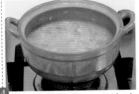

❹ 取出香袋，加入少许冰糖，搅拌均匀，用大火续煮至冰糖溶化。

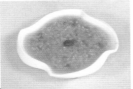

❺ 关火后盛出煮好的粥，装入汤碗中即成。

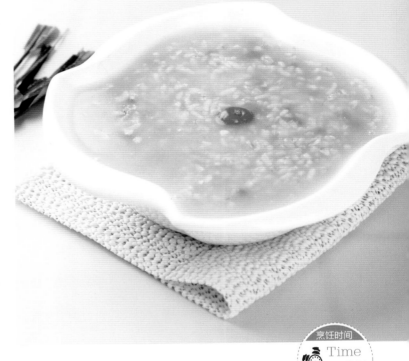

烹饪时间
Time
42分钟

竹叶荞麦绿豆粥

●难易度：★★☆ ●功效：降低血压

🍵 原 料

水发大米、水发绿豆、水发荞麦各80克，燕麦70克，淡竹叶10克

🍶 调 料

冰糖20克

🥄 烹饪小提示

把竹叶放入隔渣袋时，隔渣袋的袋口要系得紧一些，以免煮粥时药渣漏出，影响粥的味道。

车前子绿豆高粱粥

◎难易度：★☆☆ ◎功效：开胃消食

烹饪时间
Time
46分钟

🍴 **原 料**

水发高粱200克，水发绿豆150克，通草、橘皮、车前子各少许

🥄 **做 法**

1.取一个隔渣袋，倒入备好的通草、橘皮、车前子，扎紧袋口，制成药袋，备用。2.砂锅中注入适量清水，大火烧开，放入备好的药袋，大火烧开后用中火煮约15分钟，至药材析出有效成分。3.取出药袋，倒入备好的绿豆，搅拌均匀，再放入备好的高粱，搅拌均匀，烧开后用小火煮约30分钟。4.关火后将煮好的粥盛入碗中即成。

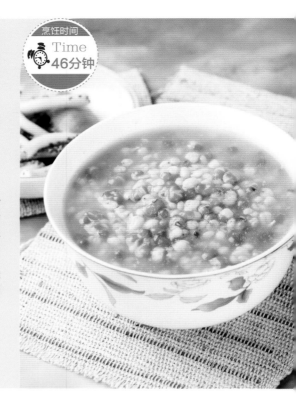

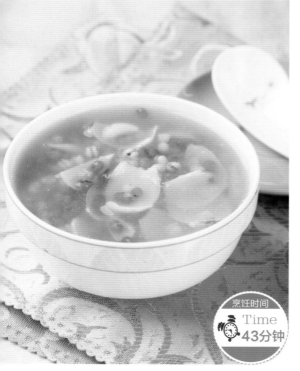

薏米绿豆百合粥

◎难易度：★☆☆ ◎功效：清热解毒

🍴 **原 料**

水发绿豆160克，水发薏米80克，鲜百合45克

🫙 **调 料**

白糖4克

🥄 **做 法**

1.砂锅中注入适量清水，大火烧热，倒入泡好的绿豆，放入备好的薏米。2.盖上锅盖，用大火烧开后转用小火煮约40分钟，至食材完全熟透。3.揭开锅盖，倒入洗好的百合，搅拌均匀，用中火煮至熟软。4.加入备好的白糖。5.搅拌均匀，煮至白糖溶化。6.关火后盛出煮好的粥，装入碗中即可。

烹饪时间
Time
43分钟

做 法

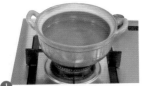

① 砂锅中注入适量清水，大火烧热。

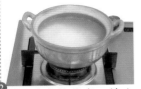

② 倒入洗净的薏米，放入洗好的大米。

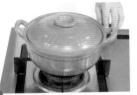

③ 盖上锅盖，烧开后用小火煮约30分钟，至米粒变熟软。

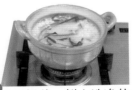

④ 揭开锅盖，倒入洗净的海带丝，用中小火煮约15分钟，至食材熟透。

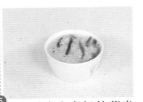

⑤ 关火后盛出煮好的薏米粥，装入小碗中即成。

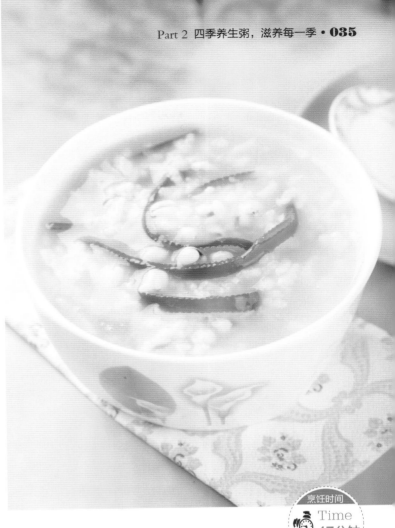

烹饪时间
Time
47分钟

海带薏米粥

◉难易度：★☆☆ ◉功效：增强免疫力

原 料

水发大米120克，水发薏米100克，海带丝65克

烹饪小提示

鲜货海带直接用清水清洗即可，若是干货，则需浸泡，洗去杂质的同时减少盐分含量。

荷叶莲子枸杞粥

◉难易度：★★☆　◉功效：降低血压

烹饪时间
Time
42分钟

◉ 原 料

水发大米150克，水发莲子90克，枸杞12克，干荷叶10克

◉ 调 料

冰糖40克

◉ 烹饪小提示

捞出荷叶的时候最好用细密的过滤网，这样能减少汤水中的杂质，可使粥的口感更加好。

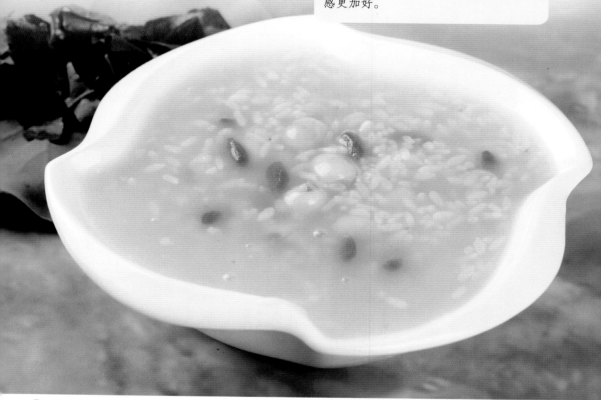

◉ 做 法

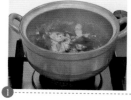

❶ 砂锅注水烧开，放入洗净的干荷叶，烧开后用小火煮10分钟。

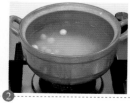

❷ 捞出荷叶，再倒入洗净的大米、莲子。

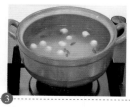

❸ 放入洗好的枸杞拌匀，煮沸后小火煮30分钟，至米粒熟软。

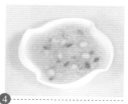

❹ 加入冰糖搅拌匀，关火后盛出煮好的枸杞粥，装碗即成。

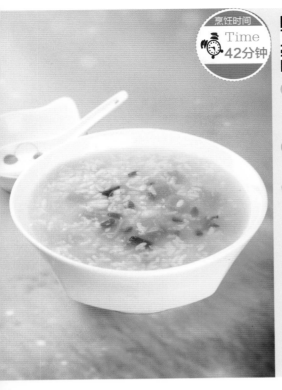

南瓜莲子荷叶粥

●难易度：★☆☆ ●功效：降低血压

🥗 原 料

南瓜90克，水发莲子80克，水发大米40克，枸杞12克，干荷叶10克

🍶 调 料

冰糖40克

🥄 做 法

1.将洗净去皮的南瓜切成小丁块；洗好的莲子去除莲心。2.锅中注入清水烧开，放入洗净的干荷叶，倒入处理好的莲子。3.再倒入洗好的大米，搅拌匀，撒上洗净的枸杞，搅拌匀，用大火煮沸，再转小火煮约30分钟，至米粒变软。4.倒入南瓜丁，拌匀，加入冰糖，用小火续煮约10分钟，至冰糖完全溶化。5.关火后揭开盖，盛出煮好的莲子荷叶粥，装入汤碗中即成。

Time 42分钟 烹饪时间

薏米红枣荷叶粥

●难易度：★☆☆ ●功效：降低血压

🥗 原 料

水发大米130克，水发薏米80克，红枣20克，枸杞10克，干荷叶8克

🍶 调 料

冰糖20克

🥄 做 法

1.砂锅中注入适量清水烧开，放入洗净的干荷叶，搅匀。2.盖上盖，煮沸后用小火煮约15分钟，至其析出有效成分。3.揭盖，捞出荷叶，去除杂质。4.倒入洗净的大米、薏米、红枣、枸杞，搅拌匀，用大火煮沸后转小火续煮约30分钟，至食材熟透。5.放入适量冰糖，快速搅拌匀，转中火再煮一会儿，至糖分完全溶化。6.关火后盛出煮好的荷叶粥，装入碗中即成。

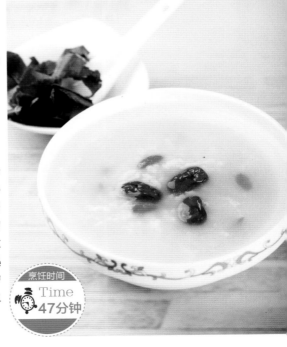

Time 47分钟 烹饪时间

桑叶荷叶粳米粥

◉难易度：★ ☆ ☆ ◉功效：清热解毒

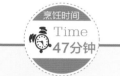

烹饪时间
Time
47分钟

原 料
桑叶10克，荷叶10克，水发大米150克，小米80克

调 料
白糖15克

🥄 烹饪小提示
煮制此粥时，最好撇去表面的浮沫，这样煮好的粥口感更佳。

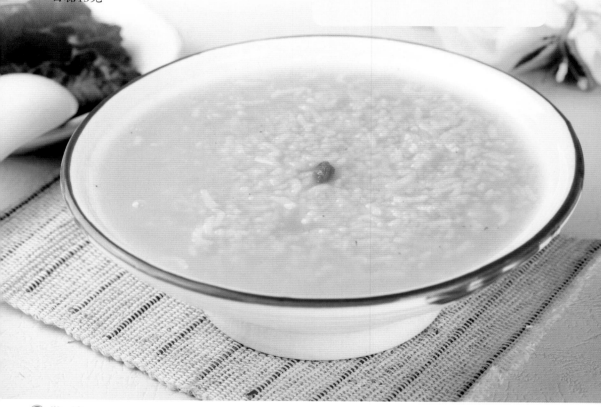

✎ 做 法

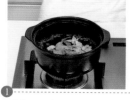
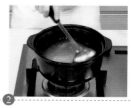
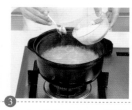
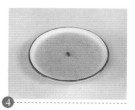

1 砂锅注水烧开，倒入洗净的桑叶、荷叶拌匀，小火煮15分钟。

2 捞出桑叶和荷叶，倒入洗好的大米、小米拌匀，续煮30分钟。

3 放入适量白糖，搅拌均匀，至白糖溶化。

4 关火后将煮好的粥盛出，装入碗中即可。

🍳 做 法

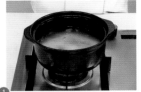

❶ 砂锅中注入适量清水烧开，倒入洗净的大米。

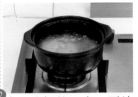

❷ 放入洗好的玉米，再放入洗净的小麦、红豆，搅拌均匀。

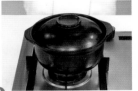

❸ 盖上盖子，烧开后用小火煮约40分钟，至食材熟透。

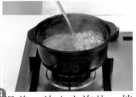

❹ 揭盖，放入少许盐，拌匀调味。

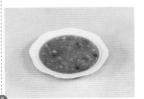

❺ 关火后将煮好的粥盛出，装入碗中即可。

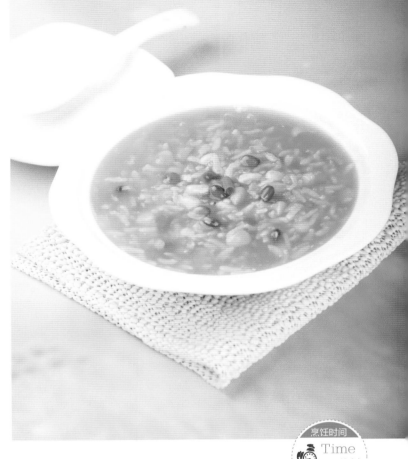

烹饪时间
Time
41分钟

小麦红豆玉米粥

●难易度：★☆☆ ●功效：安神助眠

🥣 原 料

水发小麦80克，水发红豆90克，水发大米130克，鲜玉米粒90克

🥄 调 料

盐2克

💡 烹饪小提示

小麦的麸皮比较多，煮粥时最好先将其麸皮清除干净，以免影响成品的口感。

红豆麦粥

◉难易度：★☆☆　◉功效：益气补血

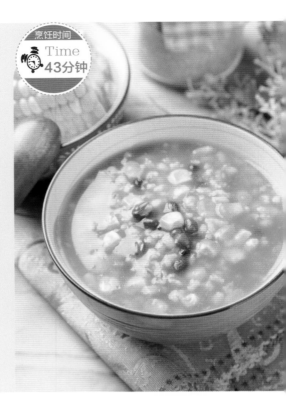

Time 43分钟
烹饪时间

🥣 原料

小麦60克，红豆60克，大米80克，鲜玉米粒90克

🍚 调料

盐2克

🍳 做法

1.锅中注入适量清水，用大火烧开，放入备好的小麦、红豆、大米。2.盖上锅盖，用大火煮开后转用小火续煮约20分钟，至食材完全熟透。3.揭开锅盖，倒入玉米，搅拌均匀。4.盖上锅盖，续煮约20分钟至玉米熟软。5.揭开锅盖，加入备好的盐，搅拌均匀。6.关火后盛出煮好的粥，装碗即可。

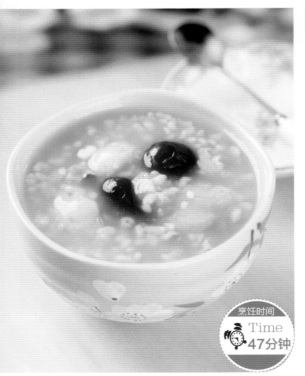

荔枝红枣糙米粥

◉难易度：★☆☆　◉功效：开胃消食

🥣 原料

水发糙米160克，荔枝185克，红枣40克

🍳 做法

1.洗净的荔枝去皮，取果肉，备用。2.砂锅中注入适量清水，大火烧热，倒入洗净的糙米，搅拌匀。3.放入备好的荔枝肉，倒入洗好的红枣。4.盖上锅盖，烧开后用小火煮约45分钟，至食材完全熟透。5.关火后揭开锅盖，搅拌几下，关火后盛出煮好的糙米粥。6.装入小碗中即成。

Time 47分钟
烹饪时间

🍲 烹饪小提示

制作此粥时，可事先将红枣的核去掉，这样更方便食用。

🍴 做 法

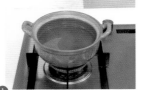

❶ 砂锅中注入适量清水，大火烧热。

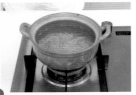

❷ 倒入洗净的糙米，搅散，烧开后转小火煮约40分钟，至食材熟软。

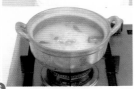

❸ 倒入洗净的薄荷叶，搅匀，略煮一会儿。

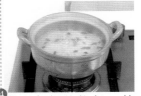

❹ 撒上备好的枸杞，拌匀，用中火煮约2分钟，至食材熟透。

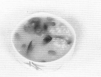

❺ 加入冰糖，搅拌均匀，至冰糖溶化，关火后盛出煮好的糙米粥，装入碗中即可。

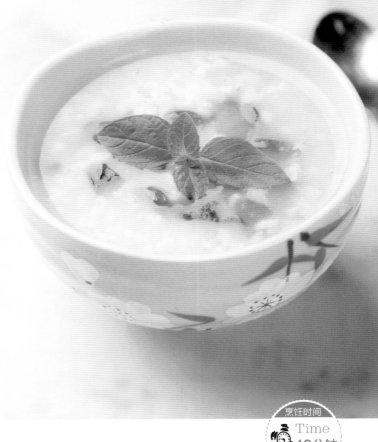

烹饪时间
Time
43分钟

薄荷糙米粥

◉难易度：★☆☆ ◉功效：益气补血

🥄 原 料

水发糙米150克，枸杞15克，鲜薄荷叶少许

🍯 调 料

冰糖25克

🍲 烹饪小提示

糙米煮粥比较容易粘锅，所以煮糙米的时候最好不时搅拌几次，这样能防止其粘锅。

秋季养生粥

猪肺薏米粥

◎难易度：★★☆ ◎功效：养心润肺

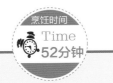
烹饪时间
Time
52分钟

◎ 原 料

| 水发大米185克，水发薏米120克，猪肺
| 80克

◎ 调 料

| 料酒4毫升

◎ 烹饪小提示

猪肺放在清水中清洗时，要用力将其捏
几下，这样污渍更易去除干净。

◎ 做 法

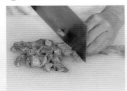
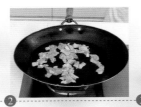
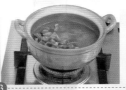
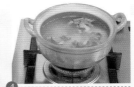

① 将洗处理干净的猪肺切成小块。

② 锅中注水烧热，放入猪肺、料酒拌匀，煮5分钟，捞出洗净。

③ 砂锅注水烧热，放入猪肺、大米、薏米，烧开后小火煮45分钟。

④ 关火后盛出煮好的粥，装入碗中，待稍微冷却后即可食用。

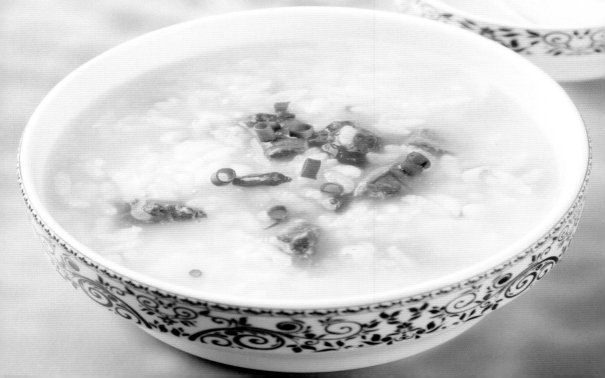

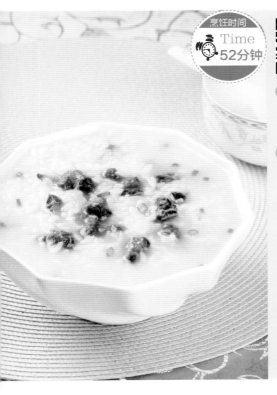

杏仁猪肺粥

●难易度：★☆☆ ●功效：清心润肺

🥘 原 料

猪肺150克，北杏仁10克，水发大米100克，姜片、葱花各少许

🧂 调 料

盐3克，鸡粉2克，芝麻油2毫升，料酒3毫升，胡椒粉适量

🍳 做 法

1.洗净的猪肺切小块，放入清水中，加盐，抓洗干净。2.锅中注水烧开，加入料酒、猪肺，汆好后捞出。3.砂锅中注水烧开，放入洗好的北杏仁、大米，烧开后用小火煮30分钟。4.倒入猪肺，搅匀，放入姜片拌匀，用小火续煮20分钟，至食材熟透。5.放入鸡粉、盐、胡椒粉，搅匀调味，淋入芝麻油搅匀，放入葱花拌匀。6.将煮好的粥盛出，装入碗中即可。

烹饪时间 Time 52分钟

莲子百合瘦肉粥

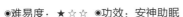

●难易度：★☆☆ ●功效：安神助眠

🥘 原 料

水发大米100克，莲子25克，鲜百合15克，红枣6枚，瘦肉50克

🧂 调 料

盐3克，鸡粉2克

🍳 做 法

1.砂锅中注入适量清水，倒入大米、莲子，拌匀。2.盖上盖，大火煮开之后转小火煮30分钟至食材熟软。3.揭盖，放入红枣，拌匀，盖上盖，小火续煮15分钟至红枣熟软。4.揭盖，加入百合、瘦肉，拌匀，稍煮片刻至百合熟软。5.放入盐、鸡粉，搅拌1~2分钟，使其入味。6.关火后盛出煮好的粥，装入碗中即可。

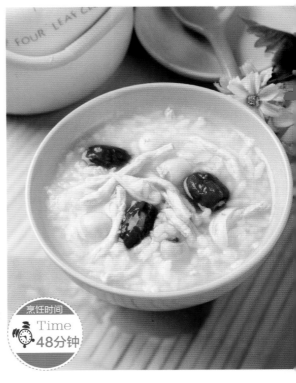

烹饪时间 Time 48分钟

泥鳅粥

◉难易度：★☆☆　◉功效：益气补血

烹饪时间
Time
32分钟

◎ **原 料**
水发大米160克，泥鳅120克，姜丝、葱花各少许

◎ **调 料**
盐2克

◎ **烹饪小提示**
泥鳅买回来后可以放在清水盆中，加入少量盐，过一段时间，泥鳅便可自行吐出泥沙了。

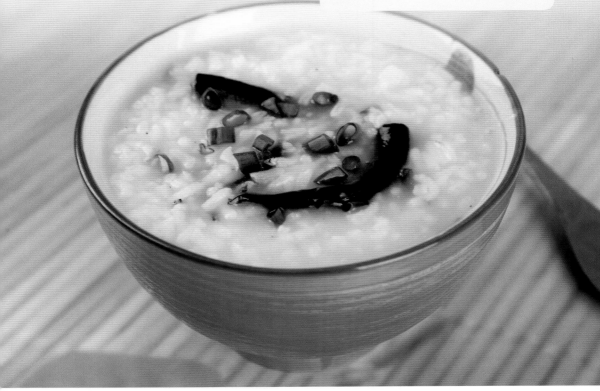

✍ **做 法**

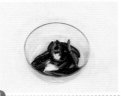

❶ 泥鳅装碗，加盐拌匀，洗净，去除黏液，去头尾，洗净。

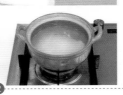

❷ 砂锅中注入清水烧热，倒入洗净的大米，撒上姜丝。

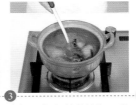

❸ 倒入洗净的泥鳅，煮开后用小火煮30分钟至食材熟透。

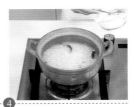

❹ 加入盐，搅拌均匀，关火后盛出煮好的粥，撒上葱花即可。

做 法

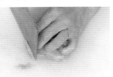

1 洗好的猪瘦肉切成片，装入碗中，加入盐、料酒、水淀粉，拌匀，腌渍至其入味。

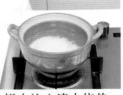

2 砂锅中注入清水烧热，放入洗好的大米、木耳，搅拌均匀，烧开后用小火煮约30分钟至大米熟软。

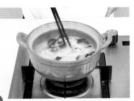

3 倒入腌渍好的肉片，搅拌匀，煮至变色。

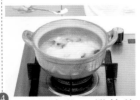

4 加入少许盐，搅拌均匀，使粥入味。

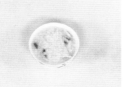

5 关火后盛出煮好的粥，装入碗中即可。

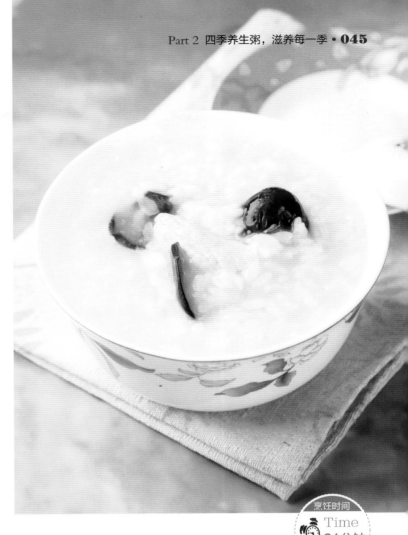

烹饪时间
Time
31分钟

木耳粥

●难易度：★★☆ ●功效：益气补血

原 料
水发大米160克，水发木耳65克，猪瘦肉50克

调 料
盐3克，料酒4毫升，水淀粉适量

烹饪小提示

干木耳煮粥需要提前将其泡发，泡发的时候可以用温水，这样能缩短泡发的时间。

菠菜银耳粥

●难易度：★☆☆ ●功效：安神助眠

🍲 原 料

菠菜100克，水发银耳150克，水发大米180克

🥄 调 料

盐2克，鸡粉2克，食用油适量

🔪 做 法

1.将洗净的银耳切去黄色根部，再切成小块；洗好的菠菜切成段。2.砂锅中注入清水烧开，倒入泡好的大米，搅拌匀，烧开后用小火煮30分钟，至大米熟软。3.放入银耳，拌匀，续煮15分钟，至食材熟烂。4.放入菠菜，倒入适量食用油，搅拌匀。5.加入鸡粉、盐，用锅勺拌匀调味。6.把煮好的粥盛出，装入碗中即可。

烹饪时间
Time
37分钟

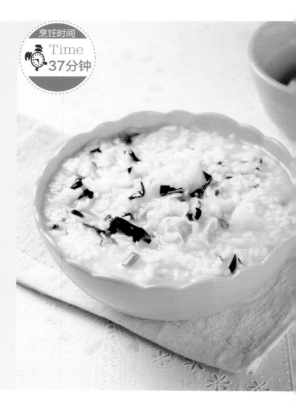

银耳百合粳米粥

●难易度：★☆☆ ●功效：养颜美容

🍲 原 料

水发粳米、水发银耳各100克，水发百合50克

🔪 做 法

1.砂锅中注入适量清水，用大火烧开，倒入洗净的银耳。2.放入备好的百合，加入泡发洗净的粳米，搅拌均匀，使米粒散开。3.盖上锅盖，大火烧开后转用小火煮约45分钟，至食材完全熟透。4.揭开锅盖，搅拌一会儿，关火后盛出煮好的粳米粥。5.将煮好的粥装在小碗中，稍微冷却后食用即可。

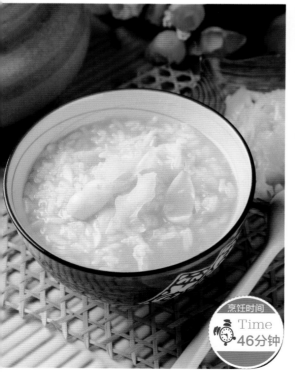

烹饪时间
Time
46分钟

做法

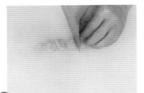

❶ 洗净的枇杷切去头尾，去皮，把果肉切开，去核，将果肉切成小块，备用。

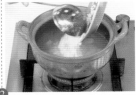

❷ 砂锅中注入适量清水烧开，倒入备好的枇杷，放入洗好的小米、大米，拌匀。

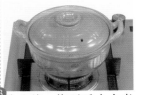

❸ 盖上盖，烧开后小火煮约30分钟至食材熟透。

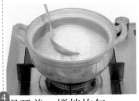

❹ 揭开盖，搅拌均匀。

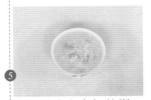

❺ 关火后盛出煮好的粥，装入碗中即可。

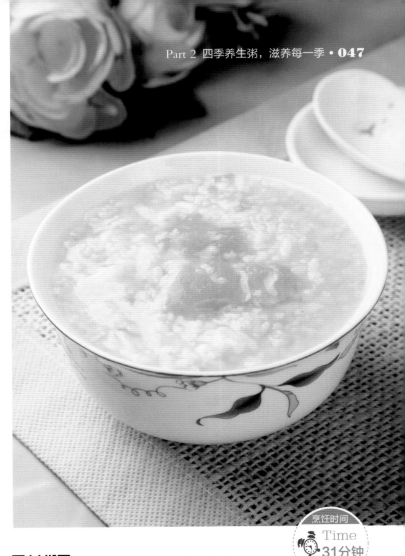

烹饪时间
Time
31分钟

枇杷二米粥

◎难易度：★ ☆ ☆　◎功效：健脾止泻

🍲 原　料

水发大米140克，水发小米80克，枇杷100克

🍵 烹饪小提示

小米是碱性的，所以烹煮时，可以不加盐。作为水果的枇杷入粥，不仅增加观感，还会让口感更好，让营养更丰富。

枸杞川贝花生粥

◉难易度：★☆☆　◉功效：养心润肺

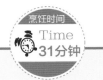
烹饪时间
Time
31分钟

◉ 原 料

枸杞10克，川贝母10克，水发花生米70克，水发大米150克

◉ 烹饪小提示

煮粥时，大米宜在水烧开后下锅，这样能节省煮粥的时间。

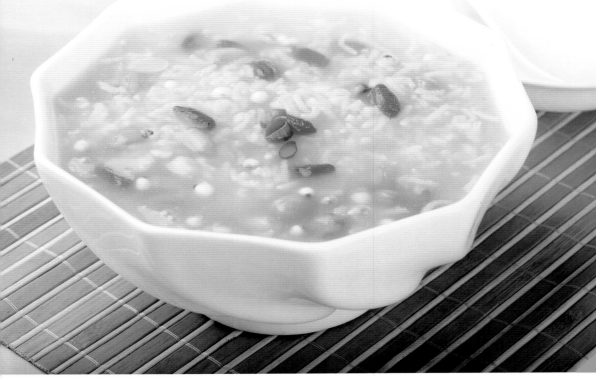

◉ 做 法

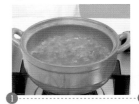

① 砂锅中注入适量清水，大火烧开。

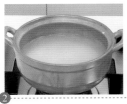

② 倒入洗净的大米，搅拌均匀，至其散开。

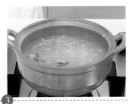

③ 放入洗好的花生、川贝、枸杞拌匀，烧开后用小火煮30分钟。

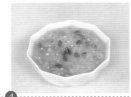

④ 把煮好的粥盛出，装入汤碗中即可。

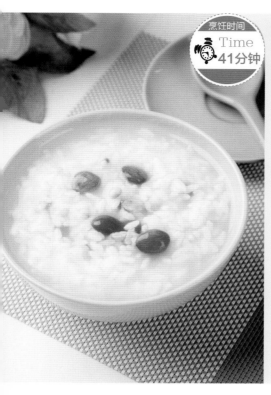

烹饪时间 Time 41分钟

川贝杏仁粥

◉难易度：★☆☆ ◉功效：开胃消食

🥦 原料

水发大米75克，杏仁20克，川贝母少许

🍳 做法

1.砂锅中注入适量清水烧热，倒入备好的杏仁、川贝母。2.盖上盖，用中火煮约10分钟。3.揭开盖，倒入大米，拌匀。4.再盖上盖，烧开后用小火煮约30分钟至食材熟透。5.揭开盖，搅拌均匀，盛出煮好的粥即可。

🍲 烹饪小提示

杏仁用温水浸泡后再煮，更容易析出其营养成分。

补肺阿胶粥

◉难易度：★★☆ ◉功效：养心润肺

🥦 原料

阿胶8克，杏仁20克，马兜铃10克，西洋参片5克，水发大米150克

🧂 调料

白糖25克

🍳 做法

1.锅中注入清水，倒入洗净的杏仁、马兜铃，搅拌匀，烧开后转小火续煮15分钟，至其析出有效成分。2.捞出锅中的材料，倒入洗净的大米，拌匀，烧开后用小火煮30分钟，至大米熟透。3.放入西洋参、阿胶，搅拌2分钟，使药性完全融合。4.加入白糖，拌匀，略煮片刻至白糖溶化。5.关火后将煮好的粥盛出，装入碗中即可。

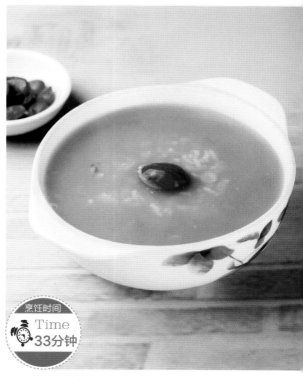

烹饪时间 Time 33分钟

山药知母雪梨粥

◉难易度：★ ☆ ☆　◉功效：养心润肺

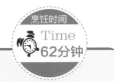

烹饪时间
Time
62分钟

◉ **原 料**
> 山药220克，雪梨200克，水发大米150克，知母10克

◉ **调 料**
> 冰糖30克

◉ **烹饪小提示**

切山药时比较容易粘刀，可以在刀上抹上少许白醋，这样切起来就不易粘刀。

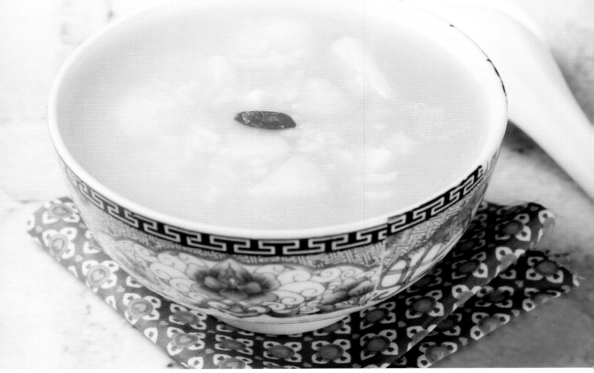

✎ **做 法**

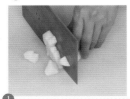

① 洗净去皮的雪梨去核，果肉切块；洗净去皮的山药切丁。

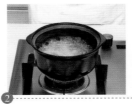

② 砂锅注水烧开，放入洗净的知母，用小火煲煮15分钟。

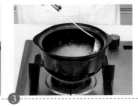

③ 拣出药材，倒入洗净的大米拌匀，煮沸后转小火煲煮30分钟。

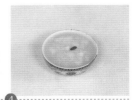

④ 倒入山药丁、雪梨块，小火煮15分钟，加冰糖拌匀盛出即成。

做 法

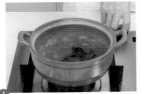

❶ 砂锅中注入适量清水烧开，倒入洗好的金樱子，拌匀。

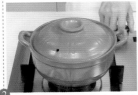

❷ 盖上锅盖，用小火煮约15分钟，至其析出有效成分。

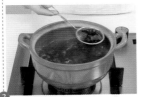

❸ 揭开锅盖，将药渣捞出，倒入洗净的糯米，搅匀。

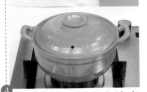

❹ 盖上锅盖，用小火续煮30分钟，至糯米熟透，揭开盖，搅拌片刻。

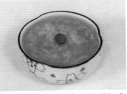

❺ 关火后将煮好的粥盛出，装入碗中即可。

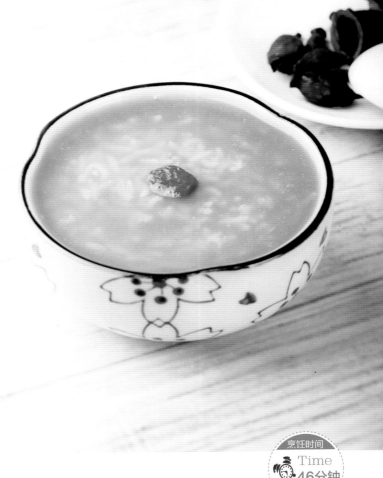

烹饪时间
Time
46分钟

金樱子糯米粥

◉难易度：★☆☆　◉功效：开胃消食

原 料

金樱子20克，水发糯米150克

烹饪小提示

糯米本身有黏性，所以煮粥时比较容易粘锅，因此在煮金樱子时水不要加太少，以免煮糯米时煳锅。

芦笋糙米粥

◎难易度：★☆☆ ◎功效：降低血压

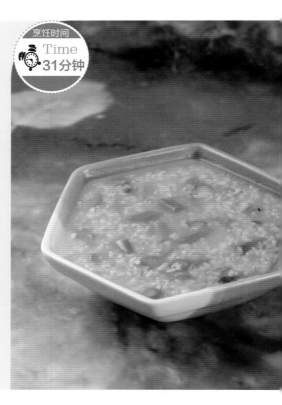

烹饪时间
Time
31分钟

🍲 原 料

水发糙米100克，芦笋90克

📦 调 料

盐2克，鸡粉少许

🥄 做 法

1. 将洗净的芦笋切成段，装入盘中，待用。
2. 砂锅中注入清水烧开，倒入洗净的糙米，搅拌匀，煮沸后用小火煮约30分钟，至米粒变软。
3. 倒入切好的芦笋，再加入少许盐、鸡粉，拌匀调味，续煮片刻，至调味料溶于粥中。
4. 关火后盛出煮好的芦笋粥，装入汤碗中即成。

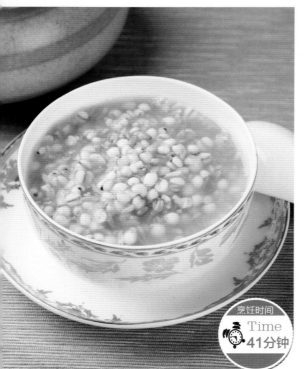

薏米燕麦粥

◎难易度：★☆☆ ◎功效：开胃消食

🍲 原 料

薏米75克，燕麦60克

🥄 做 法

1. 砂锅中注入适量清水烧热。
2. 倒入备好的薏米、荞麦，搅拌均匀。
3. 盖上锅盖，烧开后用小火煮约40分钟至其熟软。
4. 揭开锅盖，持续搅拌一会儿。
5. 关火后盛出煮好的粥，装入碗中即可。

🍲 烹饪小提示

煮粥的时候火候不要太大，以免煳锅。

烹饪时间
Time
41分钟

做 法

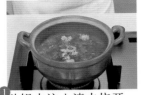

❶ 砂锅中注入清水烧开，放入洗净的菊花拌匀，烧开后用小火煮10分钟，至食材散出香味。

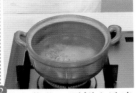

❷ 捞出菊花，再倒入洗净的大米、薏米。

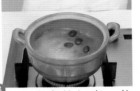

❸ 放入洗净的红枣、枸杞，搅拌匀，煮沸后用小火煮约30分钟，至米粒熟软。

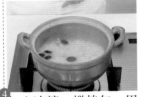

❹ 加入冰糖，搅拌匀，用大火续煮一会儿，至糖分溶化。

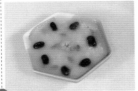

❺ 关火后盛出煮好的菊花粥，装入汤碗中即成。

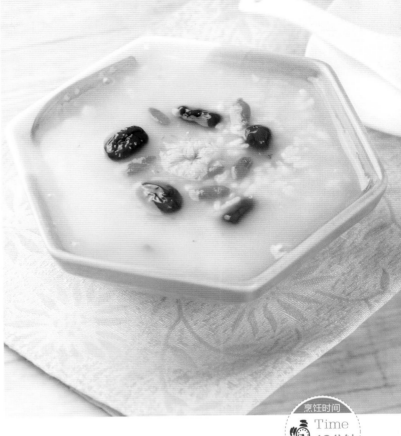

烹饪时间
Time
42分钟

薏米红枣菊花粥

◉难易度：★☆☆　◉功效：降低血压

原料

水发大米100克，水发薏米80克，红枣30克，枸杞10克，菊花7克

调料

冰糖40克

烹饪小提示

煮制此粥时，菊花可以放入干净的隔渣袋包好，再把隔渣袋放入锅中煮煮，这样能减少粥中的杂质。

麦冬小麦粥

◉难易度：★★☆ ◉功效：开胃消食

原 料
水发小麦170克，麦冬20克

调 料
冰糖20克

烹饪时间
Time
62分钟

◉ **烹饪小提示**

麦冬的味道味苦，所以这道粥可以适量多放些冰糖。

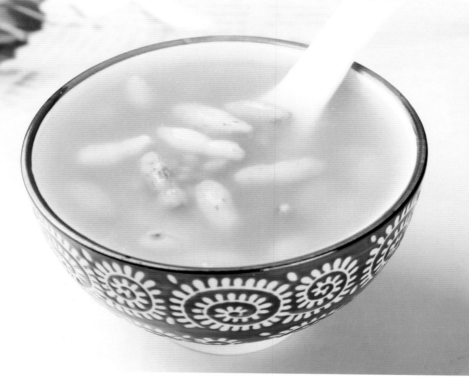

做 法

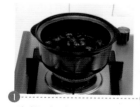

① 砂锅中注入适量清水，大火烧开。

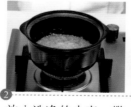

② 放入洗净的小麦，撒上洗好的麦冬，煮沸后用小火煮60分钟。

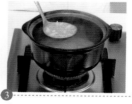

③ 加入适量冰糖，搅拌匀，用中火续煮片刻，至糖分溶化。

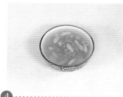

④ 关火后盛出煮好的小麦粥，装碗即可。

做法

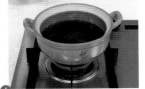

❶ 砂锅中注入适量清水，倒入紫米、糯米，搅拌均匀。

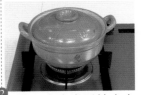

❷ 加盖，大火煮开转小火煮40分钟至食材熟软。

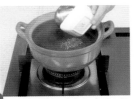

❸ 揭开锅盖，倒入备好的桂花，拌匀。

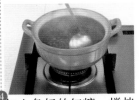

❹ 加入备好的红糖，搅拌均匀，煮至红糖溶化。

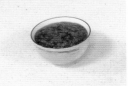

❺ 关火，将煮好的粥盛出，装入碗中即可。

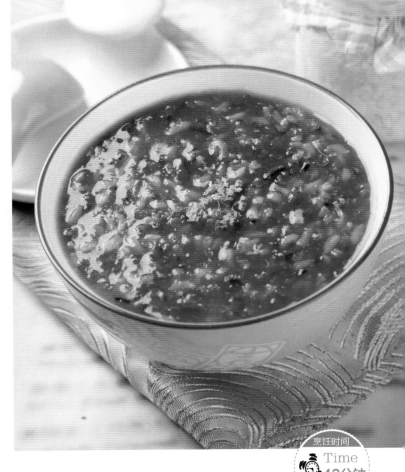

烹饪时间
Time
42分钟

紫米桂花粥

●难易度：★☆☆ ●功效：增强免疫力

🥣 原　料
水发紫米50克，水发糯米50克，桂花5克

🥄 调　料
红糖20克

🍲 烹饪小提示

紫米的米粒外部有一坚韧的种皮包裹，不易煮烂，故紫米应先浸泡一夜再煮。

冬季养生粥

小麦黑豆排骨粥

◉难易度：★★☆ ◉功效：保肝护肾

烹饪时间
Time
62分钟

原料

小麦200克，黑豆200克，猪排骨400克，葱丝、姜丝各少许

调料

盐2克，料酒5毫升

烹饪小提示

小麦清洗次数不要过多，以免造成营养成分的大量流失，加入适量清水，淘洗1～2遍，无悬浮杂质即可。

做法

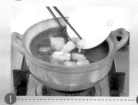

❶ 砂锅中注入适量清水，再倒入备好的排骨，拌匀。

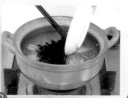

❷ 放入葱丝、姜丝、洗好的小麦、黑豆、料酒，煮开后小火煮1小时。

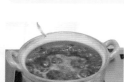

❸ 加入少许盐，搅拌均匀，至食材入味。

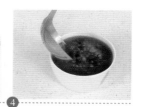

❹ 关火后盛出煮好的粥，装入碗中，待稍微放凉后即可食用。

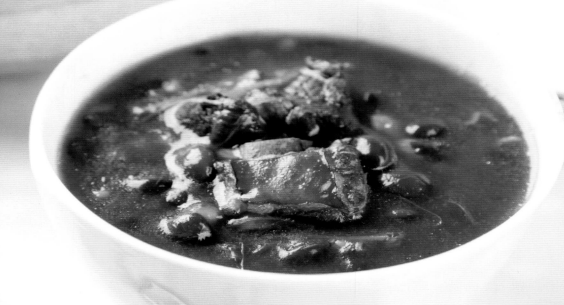

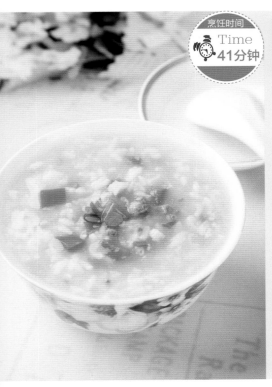

烹饪时间
Time
41分钟

牛肉萝卜粥

◎难易度：★★☆ ◎功效：美容养颜

原料

牛肉75克，白萝卜120克，胡萝卜70克，水发大米95克，姜片、葱花各少许

调料

盐、鸡粉各适量

做法

1.洗净去皮的胡萝卜、白萝卜均切成丁；洗好的牛肉切成小块。2.锅中注入清水烧开，倒入牛肉，搅匀，氽去血水，捞出，沥干水分。3.锅中注入清水烧开，倒入牛肉，再倒入备好的大米，搅拌均匀。4.放入胡萝卜、白萝卜，撒上少许姜片，盖上锅盖，烧开后用小火煮约40分钟至食材熟软。5.揭开锅盖，加入适量盐、鸡粉，搅匀调味，关火后盛出煮好的粥，装入碗中，撒上葱花即可。

板栗牛肉粥

◎难易度：★☆☆ ◎功效：保肝护肾

原料

水发大米120克，板栗肉70克，牛肉片60克

调料

盐2克，鸡粉少许

做法

1.砂锅中注入适量清水烧热。2.倒入洗净的大米，搅匀，盖上盖，烧开后用小火煮约15分钟。3.揭盖，再倒入洗好的板栗，拌匀，再盖上盖，用中小火煮约20分钟，至板栗熟软。4.揭盖，倒入备好的牛肉片，拌匀。5.加入少许盐、鸡粉，搅拌匀，用大火略煮，至肉片熟透。6.关火后盛出煮好的粥，装入碗中即成。

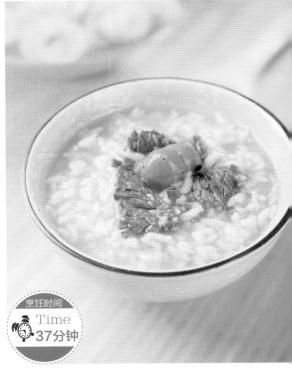

烹饪时间
Time
37分钟

糙米牛肉粥

◉难易度：★★☆ ◉功效：开胃消食

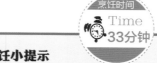

烹饪时间
Time
33分钟

◉ 原 料

水发米碎70克，牛肉末55克，白菜75克，雪梨60克，洋葱30克，糙米碎50克，白芝麻少许

◉ 调 料

芝麻油适量

◉ 烹饪小提示

牛肉在腌渍时加入少许芝麻油，这样可使其风味更佳。

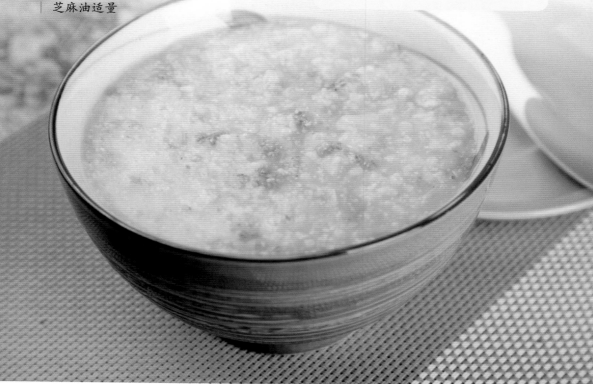

🔪 做 法

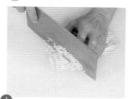

① 白菜洗净切末；洋葱洗净切粒；雪梨洗净去皮，去核，切末。

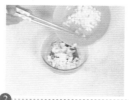

② 牛肉末装碗，放入洋葱、雪梨、白芝麻、芝麻油腌渍10分钟。

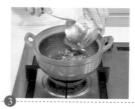

③ 砂锅倒入芝麻油、牛肉炒匀，加水、米碎烧开，转小火煮20分钟。

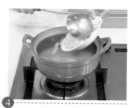

④ 倒入糙米碎、白菜拌匀，小火煮10分钟，关火后盛出即可。

🔪 做 法

① 将洗净的羊肉切条形，改切成小块。

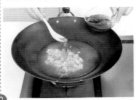

② 锅中注水烧热，倒入羊肉块拌匀，淋入料酒，用大火略煮一会儿，汆去血水，捞出。

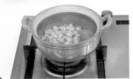

③ 砂锅注水烧热，倒入羊肉、姜丝、料酒，烧开后用小火煮20分钟。

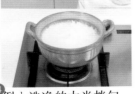

④ 倒入洗净的大米拌匀，用小火续煮30分钟，加盐、鸡粉，拌匀调味。

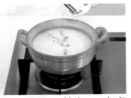

⑤ 撒上葱花，拌匀，略煮一会儿，至其散出香味，关火后盛出煮好的粥，装入碗中即可。

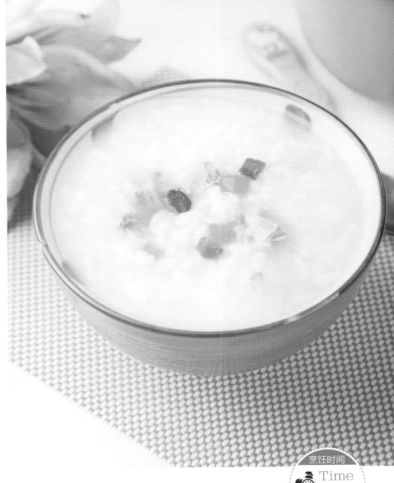

烹饪时间
Time
52分钟

生姜羊肉粥

◉难易度：★☆☆ ◉功效：益气补血

🥘 原料

水发大米100克，羊肉70克，姜丝、葱花各少许

🧂 调料

盐、鸡粉各2克，料酒10毫升

🍵 烹饪小提示

汆煮羊肉时，可以多加些料酒，这样更易去除腥味；还可以放入几颗带壳核桃，既能去膻味，又能使羊肉熟得更快。

羊肉淡菜粥

◉难易度：★☆☆ ◉功效：增强免疫力

烹饪时间 Time 61分钟

原料

水发淡菜100克，水发大米200克，羊肉末10克，姜片、葱花各少许

调料

盐2克，鸡粉2克

做法

1. 砂锅中注入适量清水，大火烧热，倒入泡发好的大米，搅拌片刻，至米粒散开，用大火煮开后转用小火煮约30分钟，至米粒熟软。
2. 掀开锅盖，倒入备好的淡菜、羊肉，再放入备好的姜片、葱花，用锅勺搅拌均匀。3. 盖上锅盖，用中火续煮30分钟，掀开锅盖，放入少许盐、鸡粉，搅拌片刻，使食材入味。4. 关火后将煮好的粥盛出，装入碗中即可。

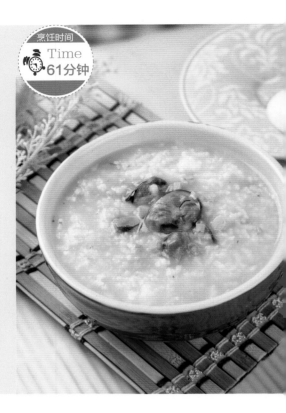

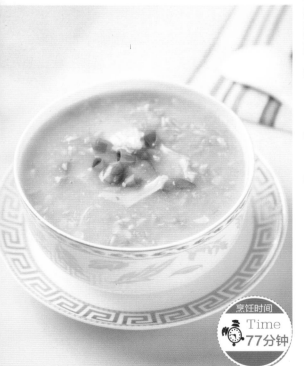

大麦花生鸡肉粥

◉难易度：★☆☆ ◉功效：开胃消食

原料

鸡肉150克，大麦仁300克，花生米30克，葱花少许

调料

料酒少许

做法

1. 洗净的鸡肉切成片，备用。2. 砂锅中注入适量清水，倒入泡过的大麦仁、花生米，放入切好的鸡肉，搅拌均匀，用大火煮开后转小火续煮1小时至全部食材熟软。3. 加入备好的料酒，搅拌均匀，续煮约15分钟，煮至食材完全熟透、入味。4. 关火后盛出煮好的粥，装入碗中，再撒上少许葱花即可。

烹饪时间 Time 77分钟

做 法

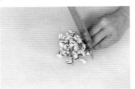

❶ 洗好的香菇切成丁；洗净去皮的胡萝卜切丁；皮蛋去壳，切小块。

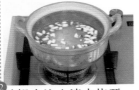

❷ 砂锅中注入清水烧开，倒入备好的大米、胡萝卜、香菇，搅匀，烧开后用小火煮约20分钟。

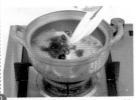

❸ 倒入皮蛋、姜片，搅拌均匀，用中小火煮约10分钟至食材熟透。

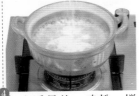

❹ 加入适量盐、鸡粉，搅匀调味。

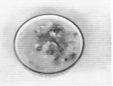

❺ 关火后盛出煮好的皮蛋粥，装入碗中，撒上葱花即可。

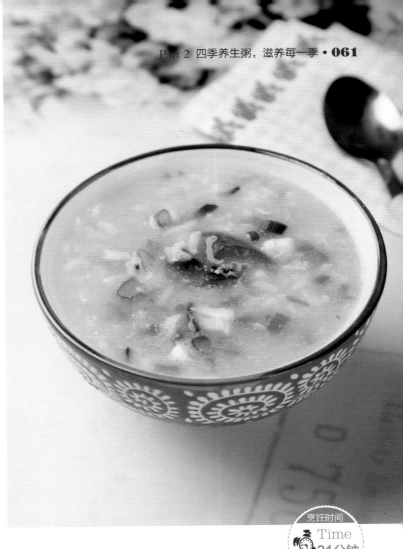

烹饪时间
Time
31分钟

香菇皮蛋粥

◎难易度：★★☆　◎功效：增强免疫力

🥦 原 料

香菇20克，皮蛋1个，胡萝卜60克，水发大米80克，姜片、葱花各适量

🍶 调 料

盐2克，鸡粉2克

🍲 烹饪小提示

煮制此粥时，可以加入少许食用油，这样煮出来的粥更黏稠，口感更好。

艇仔粥

◉难易度：★★☆ ◉功效：开胃消食

原料

鸡蛋1个，肉末50克，草鱼肉80克，叉烧肉50克，虾仁30克，大米300克，葱花少许

调料

盐2克，鸡粉1克，水淀粉6毫升，料酒、芝麻油各5毫升

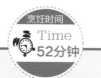

烹饪时间
Time
52分钟

🥘 烹饪小提示

此款粥的食材较多，如果没有虾仁也可以用干贝等代替。

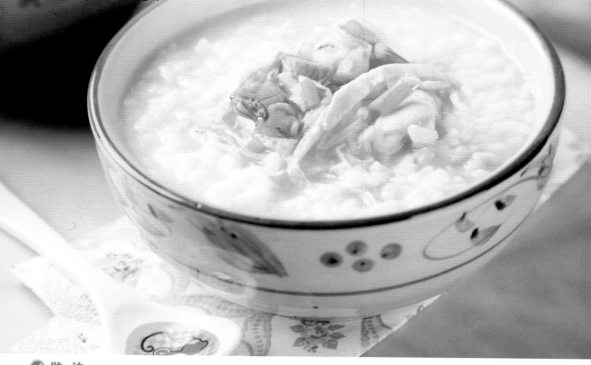

做法

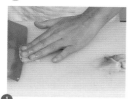

❶ 洗好的草鱼肉斜刀切片；洗净的虾仁去除虾线；叉烧肉切丁。

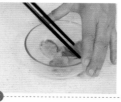

❷ 虾仁加盐、料酒、水淀粉，鱼肉加盐、水淀粉腌渍；鸡蛋煎成皮，切丝。

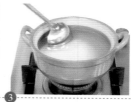

❸ 热水锅加大米煮至熟，加肉末、叉烧肉、虾仁、鱼片煮3分钟。

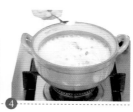

❹ 加葱花、蛋丝、鸡粉、芝麻油拌匀，盛出，撒上鸡蛋丝、葱花即可。

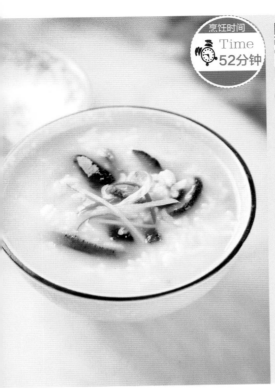

烹饪时间
Time
52分钟

海参粥

◉难易度：★★☆ ◉功效：美容养颜

🍖 原 料

海参300克，粳米250克，姜丝少许

🧂 调 料

盐、鸡粉各2克，芝麻油少许

🍳 做 法

1. 洗净的海参切开，去除内脏，再切成丝。
2. 锅中注入清水烧开，放入切好的海参，略煮片刻，去除腥味，捞出氽煮好的海参，装盘待用。
3. 砂锅中注入清水烧热，倒入洗好的粳米，搅拌匀，用大火煮开后转小火煮40分钟至粳米熟软。
4. 加入盐、鸡粉，拌匀，倒入氽过水的海参，放入姜丝，拌匀，续煮10分钟至食材入味。
5. 淋入芝麻油，拌匀，关火后盛出煮好的粥，装入碗中即可。

海虾干贝粥

◉难易度：★☆☆ ◉功效：益气补血

🍖 原 料

水发大米300克，基围虾200克，水发干贝50克，葱花少许

🧂 调 料

盐2克，鸡粉3克，胡椒粉、食用油各适量

🍳 做 法

1. 洗净的虾切去头部，背部切上一刀。
2. 砂锅中注入适量清水，倒入大米、干贝，搅拌均匀，至其散开，用大火煮开转小火煮约20分钟至食材熟透。
3. 倒入虾，稍煮片刻至虾转色。
4. 加入适量食用油、盐、鸡粉、胡椒粉，搅拌均匀，使食材入味。
5. 关火，将煮好的粥盛出，装入碗中，撒上葱花即可。

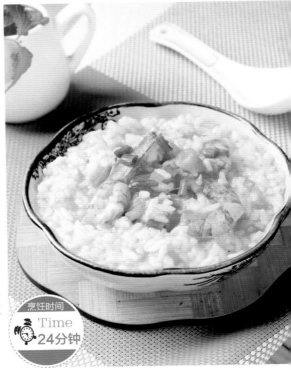

烹饪时间
Time
24分钟

姜黄蒜片粥

◉难易度：★☆☆ ◉功效：开胃消食

烹饪时间
Time
31分钟

🥄 原 料

水发大米120克，姜黄、蒜末各少许

🍲 烹饪小提示

煮粥时有时会有溢锅的现象，可在煲粥时加上几滴食用油，就能避免米粥外溢的现象。

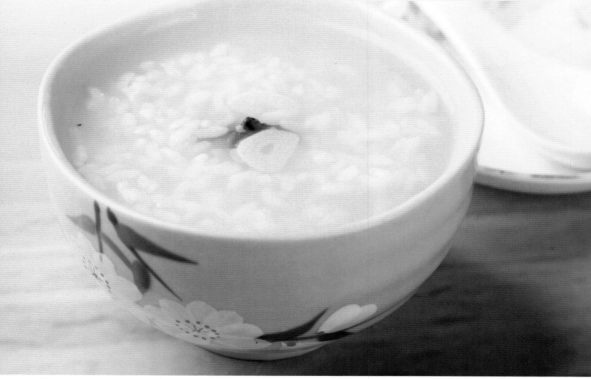

🥄 做 法

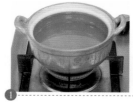
①砂锅中注入适量清水，用大火烧热。

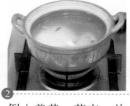
②倒入姜黄、蒜末，放入洗好的大米。

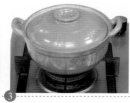
③盖上锅盖，烧开后用小火煮约30分钟至大米熟软。

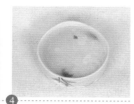
④揭盖，搅拌片刻，关火后将煮好的粥盛出，装入碗中即可。

✎ 做 法

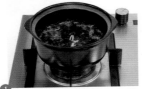

① 砂锅中注入清水，大火烧开，放入备好的党参、杜仲。

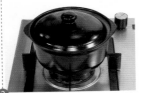

② 盖上锅盖，用小火煮约20分钟，至药材析出有效成分。

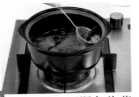

③ 揭开锅盖，用漏勺将药材捞干净。

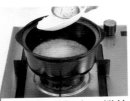

④ 倒入洗好的糯米，搅拌一会儿，烧开后用小火煮30分钟至其熟透。

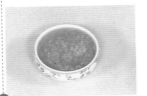

⑤ 将煮好的粥盛出，装入碗中即可。

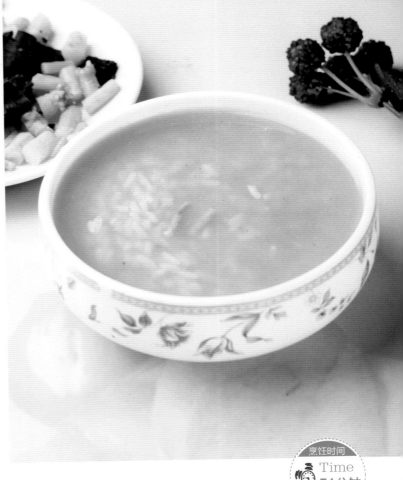

烹饪时间
Time
51分钟

党参杜仲糯米粥

◉难易度：★ ☆ ☆　◉功效：开胃消食

🥣 原 料

党参10克，杜仲20克，水发糯米150克

🍲 烹饪小提示

糯米煮好后会比较黏稠，因此可以多加一点水。在熬粥时应注意将锅盖盖好，避免水溶性维生素和其他营养成分随着水蒸气蒸发掉，增强口感。

栗子小米粥

◉烹饪时间 Time **31分钟**

◉难易度：★☆☆ ◉功效：保肝护肾

◉ 原 料

水发大米150克，水发小米100克，熟板栗80克

◉ 做 法

1.把熟板栗切小块，再剁成细末，备用。
2.砂锅中注水烧开，倒入洗净的大米。3.放入洗好的小米，搅匀，使米粒散开，煮沸后用小火煮约30分钟，至米粒熟软。4.关火后盛出煮好的米粥，装入汤碗中，撒上板栗末即成。

◎ 烹饪小提示

用剪刀在新鲜栗子平的一面先剪出一个口，可轻松剥除外皮。

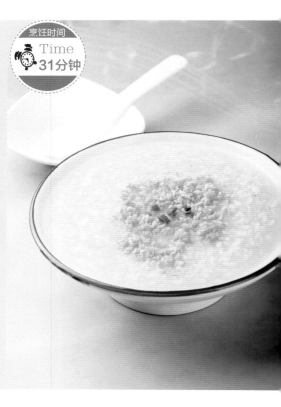

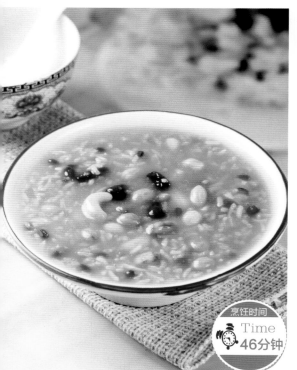

腊八粥

◉难易度：★★☆ ◉功效：益气补血

◉ 原 料

水发糯米135克，水发红豆100克，水发绿豆100克，水发花生90克，红枣15克，桂圆肉30克，腰果35克，陈皮2克

◉ 调 料

冰糖45克

◉ 做 法

1.砂锅中注入适量清水，大火烧开，倒入泡发好的糯米。2.将泡好的绿豆倒入锅中，再放入洗好的红豆、花生、桂圆肉，加入备好的腰果、红枣、陈皮，搅拌均匀，用小火炖约40分钟。3.放入适量冰糖，搅拌片刻，续煮约5分钟。4.关火后揭开锅盖，搅拌一会，盛出煮好的八宝粥，装入碗中即可。

◉烹饪时间 Time **46分钟**

❤ 做 法

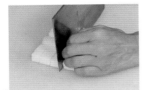

❶ 去皮洗净的山药切块；
洗好的南瓜肉切块。

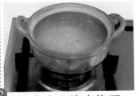

❷ 砂锅中注入清水烧开，
倒入洗净的糙米，放入
洗好的大米、燕麦。

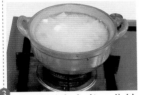

❸ 烧开后用小火煮60分钟
至米粒变软，倒入切好
的南瓜和山药，搅匀。

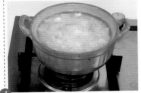

❹ 再倒入备好的玉米碴，
拌匀，用小火续煮约20
分钟，至食材熟透。

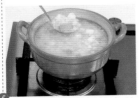

❺ 关火后盛出煮好的杂粮
粥，装在碗中，稍稍冷
却后食用即可。

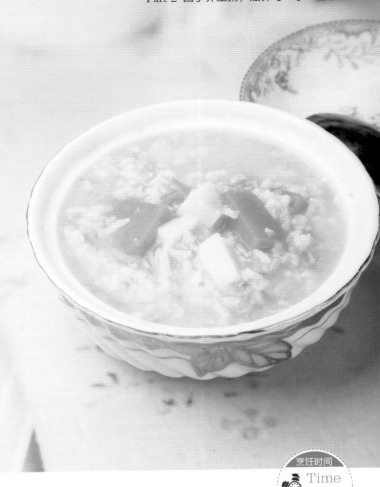

烹饪时间
Time
82分钟

南瓜山药杂粮粥

●难易度：★ ☆ ☆　　●功效：增强免疫力

🍲 原 料

水发大米95克，玉米碴65克，水发糙米120克，水发燕麦
140克，山药125克，南瓜肉110克

🍵 烹饪小提示

此粥在食用时可以根据个人口味加入少许白糖拌匀，这样可
使粥的口感更加清甜。

山药小麦粥

◉难易度：★ ☆ ☆ ◉功效：开胃消食

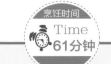
烹饪时间
Time
61分钟

🥄 原 料

水发大米150克，水发小麦65克，山药80克

🍚 调 料

盐2克

🍳 烹饪小提示

山药切好后应立即使用，否则容易氧化发黑，若不马上烹饪的话，可以放入清水中浸泡，以防氧化变黑。

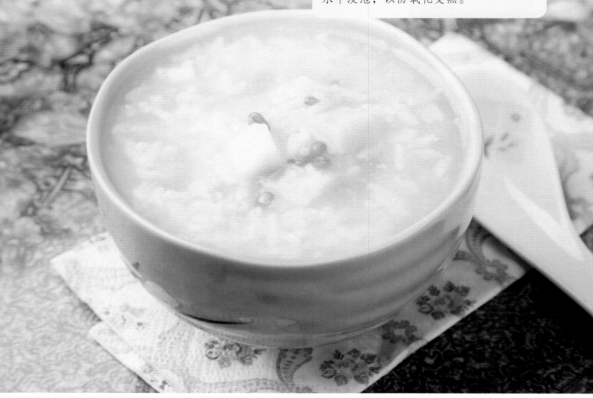

🔪 做 法

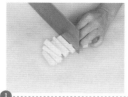

❶ 洗净去皮的山药切片，再切条形，改切成丁，备用。

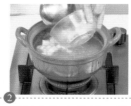

❷ 砂锅中注水烧开，放入洗好的大米、小麦，放入山药拌匀。

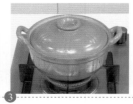

❸ 盖上锅盖，大火烧开后转用小火煮约1小时，至食材熟软。

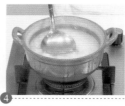

❹ 揭盖，加入少许盐，拌匀调味，关火后盛出煮好的粥即可。

Part 3

日常保健粥，
呵护每一天

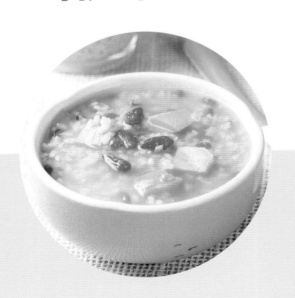

　　粥是大众食品，食疗保健粥更是中华饮食文化的精华。保健粥将中药的治疗与米粥健脾补中气的食疗有机地结合起来，寓药于粥作为食补，有祛病而不伤正气的特点。粥的妙不可言在于它介于饭、菜和汤三者之间。有饭的饱腹之功，有菜的美味爽口，也不乏汤的营养开胃。粥味道鲜美、润喉易食，营养丰富又易于消化，实在是养生保健的佳品。

健脾养胃

白术猪肚粥

●难易度：★☆☆　●功效：健脾止泻

烹饪时间
Time
48分钟

原 料

水发大米95克，熟猪肚70克，白术、姜片各少许

调 料

盐2克

烹饪小提示

在烹饪此粥时，还可以加入少许胡椒粉，胡椒粉和猪肚同煮，可驱寒暖胃。

做 法

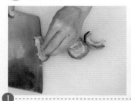

❶ 将熟猪肚用斜刀切片，备用。

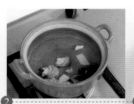

❷ 锅中注水烧热，放入白术、姜片、猪肚，煮开后用小火煮15分钟。

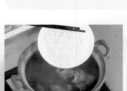

❸ 捞出姜片、白术，倒入大米，拌匀，用中小火续煮至熟。

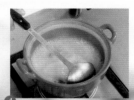

❹ 揭盖，加入适量盐，拌匀调味，关火后盛出即可。

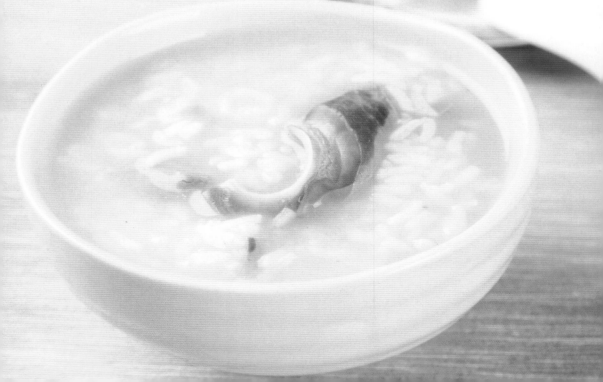

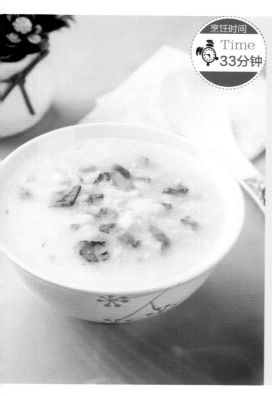

牛肚菜心粥

◎难易度：★☆☆ ◎功效：开胃消食

原 料

熟牛肚85克，菜心120克，水发大米140克

调 料

盐2克

做 法

1.洗净的菜心切碎；熟牛肚切粗丝，再切成丁，备用。2.砂锅中注入适量清水烧开，倒入备好的大米、牛肚，拌匀。3.盖上盖，烧开后用小火煮约30分钟至食材熟透。4.揭开盖，倒入切好的菜心，拌匀，煮至变软。5.加入少许盐，搅拌匀，煮至食材入味，关火后盛出煮好的菜心粥即可。

烹饪时间 Time 33分钟

健脾益气粥

◎难易度：★☆☆ ◎功效：健脾止泻

原 料

水发大米150克，淮山50克，芡实45克，水发莲子40克，干百合35克

调 料

冰糖30克

做 法

1.砂锅中注入适量清水烧开。2.放入洗净的淮山、芡实、莲子、干百合。3.倒入洗好的大米，轻轻搅匀，使米粒散开。4.盖上盖，煮沸后用小火煮约40分钟，至米粒熟透。5.揭盖，加入适量冰糖，转中火拌匀，略煮片刻，至冰糖溶化，关火后盛出，装碗即成。

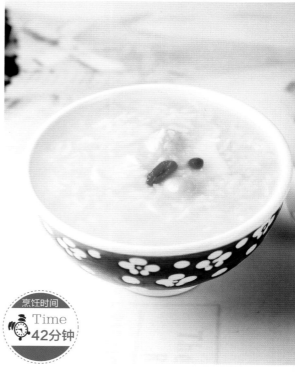

烹饪时间 Time 42分钟

砂仁粥

●难易度：★☆☆●功效：开胃消食

烹饪时间
Time
41分钟

●原料
水发大米170克，砂仁粉15克

●烹饪小提示
砂仁放入粥后，不宜久煮，以免有效成分挥发。

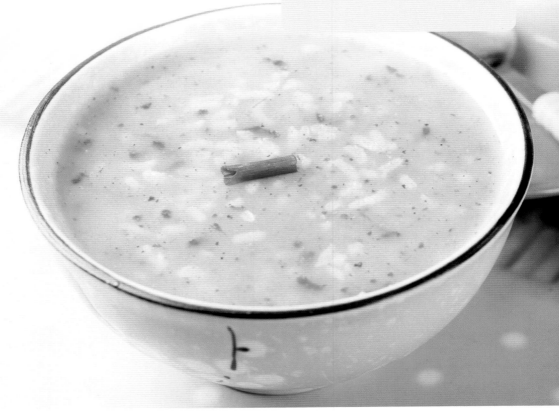

●做法

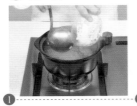

① 砂锅中注入适量清水烧开，倒入洗好的大米，搅拌均匀。

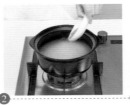

② 放入砂仁粉，搅匀。

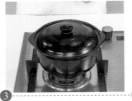

③ 盖上盖，烧开后用小火煮约40分钟。

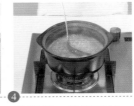

④ 揭开盖，搅拌均匀，关火后盛出煮好的粥，装入碗中即可。

🔪 做 法

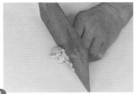

① 将洗好的板栗切片，切成条，再切碎，装入碗中，备用。

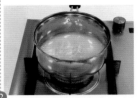

② 锅中注入适量清水，倒入板栗末，盖上盖，用大火煮沸。

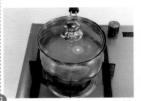

③ 揭盖，下入大米，拌匀，盖上盖，用小火煮30分钟至大米熟烂。

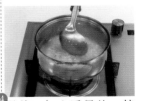

④ 揭盖，加入适量盐，拌匀调味。

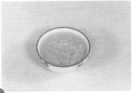

⑤ 关火后将煮好的粥盛出，装入碗中即可。

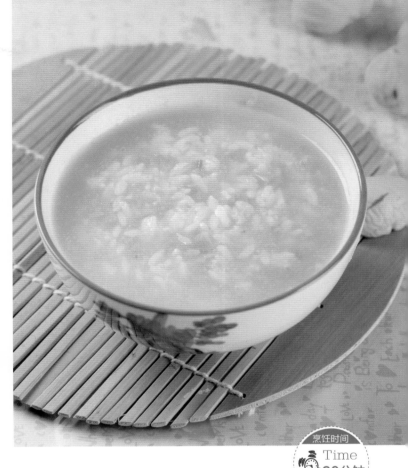

烹饪时间
Time
30分钟

归脾麦片粥

◎难易度：★★☆ ◎功效：开胃消食

🥘 原 料

板栗肉90克，水发大米120克

🥣 调 料

盐2克

🍲 烹饪小提示

要选用颗粒饱满、呈深褐色、无霉变、无虫害的板栗，更有利于健康。

板栗二米粥

◉难易度：★☆☆　◉功效：健脾益气

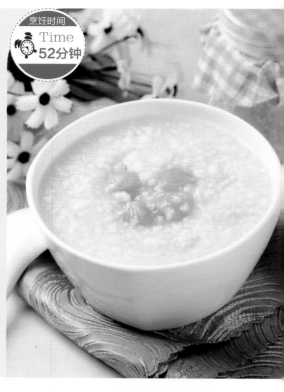

烹饪时间
Time
52分钟

🥗 原　料

大米100克，小米80克，熟板栗80克

🥄 做　法

1.砂锅中注入适量的清水，用大火烧开，倒入泡好的大米、小米，用勺子搅拌均匀。2.加盖，用大火煮开后转小火续煮30分钟至食材熟软。3.揭盖，加入板栗，拌匀。4.加盖，续煮20分钟至熟，关火后盛出煮好的粥，装碗即可。

🍲 烹饪小提示

这道粥可以依个人口味，加入少许盐或者糖调味。

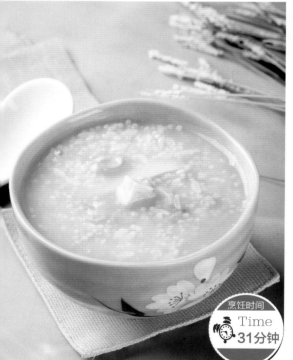

五味健脾粥

◉难易度：★☆☆　◉功效：健脾止泻

🥗 原　料

白术10克，茯苓15克，淮山20克，水发白扁豆100克，水发小米90克，水发大米160克

🧂 调　料

盐2克

🥄 做　法

1.砂锅中注入适量清水烧开。2.放入洗净的白术、茯苓、淮山、白扁豆，倒入小米、大米，用勺轻轻搅拌匀。3.盖上锅盖，用小火煮约30分钟至熟。4.揭开锅盖，加少许盐，拌匀调味，略煮片刻。5.关火后盛出煮好的粥，装入碗中即可。

烹饪时间
Time
31分钟

🔪 做 法

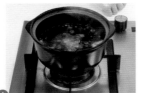

❶ 砂锅中注入适量清水烧开，放入备好的酸枣仁、党参、当归。

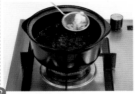

❷ 盖上锅盖，用小火煮约20分钟至其析出有效成分，揭开锅盖，将药材捞干净。

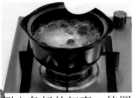

❸ 倒入备好的红枣、桂圆肉、茯苓，再加入洗净的燕麦，搅拌匀。

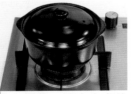

❹ 盖上锅盖，用小火煮约30分钟至食材熟透，揭开锅盖，搅拌一会儿。

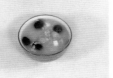

❺ 关火后将煮好的粥盛出，装入碗中即可。

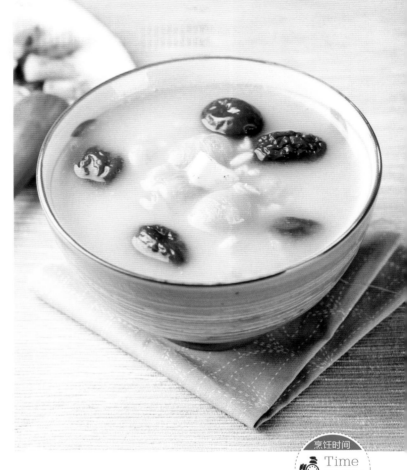

🕐 烹饪时间
Time
51分钟

归脾麦片粥

●难易度：★★☆ ●功效：开胃消食

🥣 原 料

燕麦50克，红枣20克，桂圆肉20克，茯苓8克，党参10克，酸枣仁6克，当归7克

🍵 烹饪小提示

燕麦不易熟透，可以多煮一会儿，或者是在熬煮之前将其用水浸泡一段时间。

小米山药粥

◎难易度：★ ☆ ☆　◎功效：健脾止泻

烹饪时间
Time
70分钟

◎ **原　料**
| 水发小米120克，山药95克

◎ **调　料**
| 盐2克

◎ **烹饪小提示**

新鲜山药切开时会有黏液，极易滑刀伤手，可以先用清水加少许醋洗，这样可减少黏液。

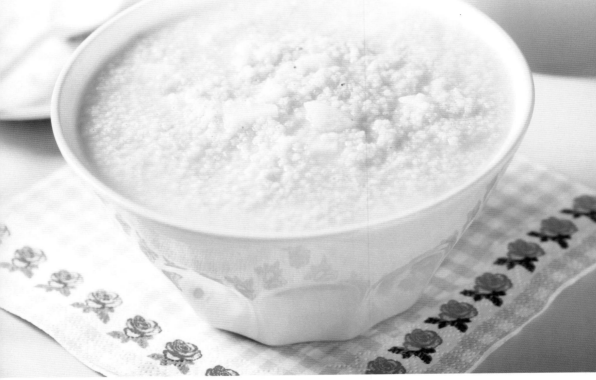

✎ **做　法**

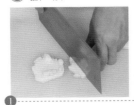
❶ 将洗净去皮的山药切成丁。

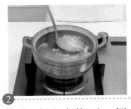
❷ 砂锅中注水烧开，倒入小米，煮开后转小火煮至小米熟软。

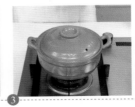
❸ 倒入山药，拌匀，盖上盖，煮开后用小火煮至全部食材熟透。

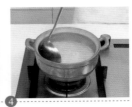
❹ 揭开锅盖，加入适量盐，拌匀，关火后盛出即可。

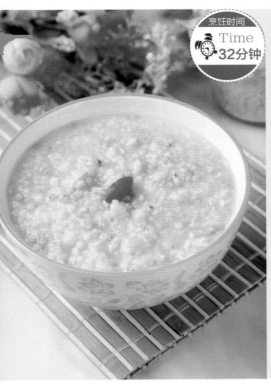

烹饪时间
Time
32分钟

小米双麦粥

◉难易度：★☆☆　◉功效：调理脾胃

🍲 原　料

小米70克，荞麦80克，燕麦40克

🔪 做　法

1.砂锅中注入适量的清水，用大火烧开，倒入泡好的小米，加入荞麦，倒入燕麦，拌匀。2.加盖，用大火煮开后转小火续煮30分钟至食材熟软。3.揭盖，搅拌一下。4.盛出煮好的粥，装碗即可。

🍳 烹饪小提示

尽量不要选择添加奶精或植脂末的燕麦，因为这种成分对健康不利。

糯米红薯甜粥

◉难易度：★☆☆　◉功效：温暖脾胃

🍲 原　料

糯米80克，红薯200克

🍶 调　料

白糖适量

🔪 做　法

1.洗净去皮的红薯切成厚片，改切成条，再切成丁，备用。2.锅中注入适量清水，用大火烧开，加入糯米、红薯，搅拌一会儿，煮至沸腾。3.盖上锅盖，用小火煮40分钟至食材熟软。4.掀开锅盖，加入少许的白糖，搅拌片刻至白糖溶化，使食材更入味。5.关火，将煮好的粥盛出装入碗中即可。

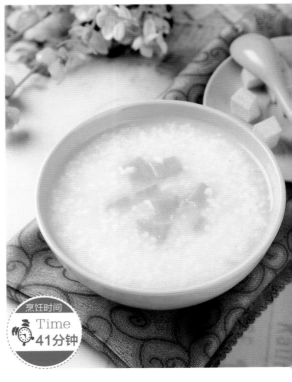

烹饪时间
Time
41分钟

润肠排毒

鱼肉海苔粥

◉难易度：★★☆ ◉功效：排毒

🍲 原 料

鲈鱼肉80克，小白菜50克，海苔少许，大米65克

🧂 调 料

盐少许

📋 烹饪小提示

制作鱼肉粥时，应尽量选腹部刺较少的鱼肉或容易去刺的鱼肉。

✅ 做 法

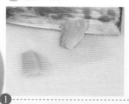 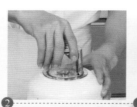 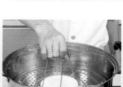 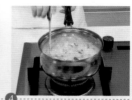

❶ 将小白菜洗净剁成末；洗净的鱼肉切段，去皮；海苔切碎。

❷ 将大米放入榨汁机中，选择"干磨"功能，磨成米碎，装碗。

❸ 把鱼肉放入蒸锅中，用中火蒸8分钟至鱼肉熟透，取出，压碎。

❹ 锅中放入水、米碎煮成糊，加入盐、鱼肉、小白菜、海苔拌匀即可。

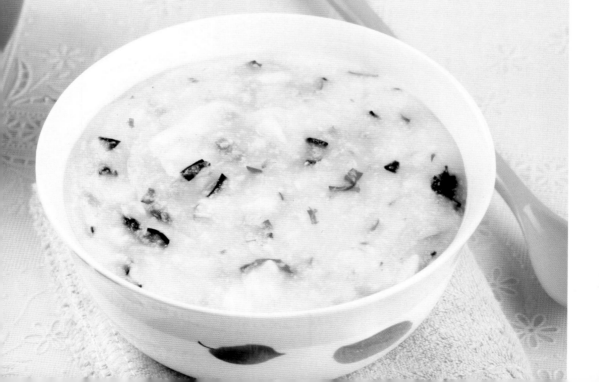

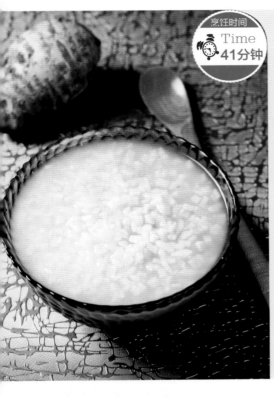

芋头粥

◎难易度：★☆☆ ◎功效：帮助消化

原 料

水发大米80克，芋头170克

做 法

1.洗净去皮的芋头切成薄片，再切成细丝，改切成粒，备用。2.砂锅中注水烧开，倒入洗净的大米，搅拌片刻，倒入芋头粒，搅拌均匀。3.盖上锅盖，烧开后用小火煮约40分钟至食材熟软，揭开锅盖，略搅片刻。4.关火后将煮好的粥盛出，装入碗中即可。

烹饪小提示

大米在熬煮时会吸收大量水分，所以水不要加少了，以免煳锅。

红薯粥

◎难易度：★☆☆ ◎功效：通便排毒

原 料

红薯150克，大米100克

做 法

1.砂锅中注水烧开，倒入泡好的大米。2.放入去皮洗净切好的红薯块，拌匀。3.加盖，用大火煮开后转小火续煮1小时至食材熟软。4.揭盖，搅拌一下。5.关火后盛出煮好的粥，装碗即可。

烹饪小提示

红薯中的淀粉颗粒不经高温破坏，难以消化，所以一定要煮熟，煮透。

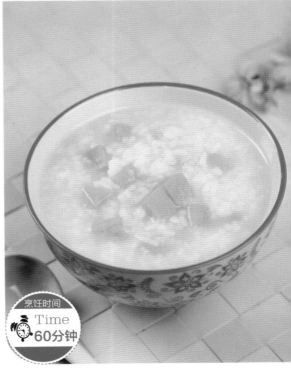

糯米红薯粥

◉难易度：★★☆　◉功效：促消化

原 料

水发红豆90克，糯米65克，板栗肉85克，红薯100克

调 料

白糖7克

烹饪时间
Time
4分钟

烹饪小提示

将红豆泡开、沥干水分后再放入搅拌机，磨出的红豆粉不仅细腻，而且口感也很松软。

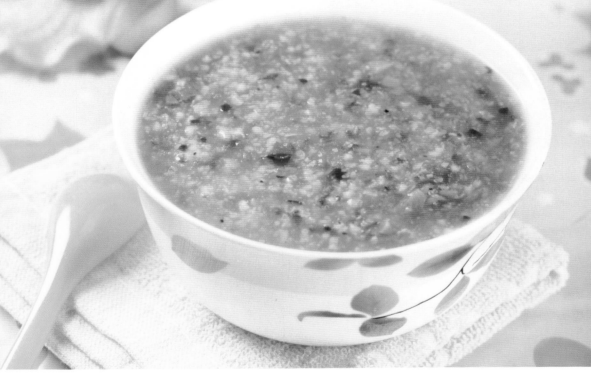

做 法

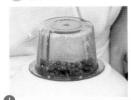

❶ 将糯米磨成粉；将红豆磨成末；红薯去皮切片；板栗肉切块。

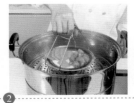

❷ 红薯、板栗放入蒸锅中蒸熟，取出晾凉，切碎。

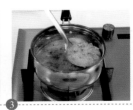

❸ 汤锅中注水烧热，倒入糯米粉，煮沸，倒入红豆粉拌至变稠。

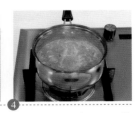

❹ 放入板栗碎、红薯末，煮成米糊，撒上白糖，拌匀即可。

做 法

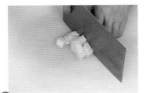

❶ 洗净去皮的红薯切块。

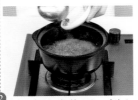

❷ 砂锅中注水烧开，倒入洗好的糙米，拌匀，放入洗净的绿豆，搅拌均匀，盖上盖，烧开后用小火煮约60分钟。

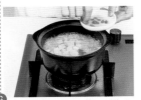

❸ 揭盖，倒入红薯，撒上枸杞，拌匀，再盖上盖，用小火续煮15分钟至食材熟透。

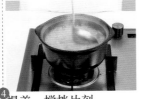

❹ 揭盖，搅拌片刻。

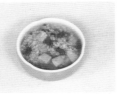

❺ 关火后盛出，装入碗中即可。

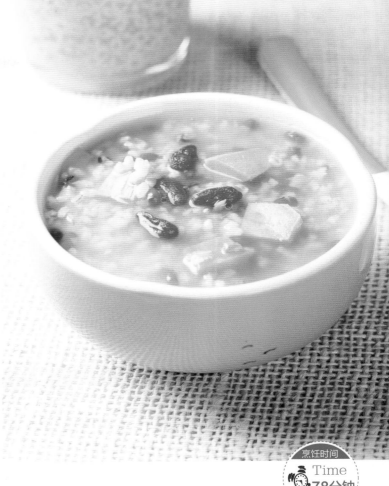

烹饪时间
Time
78分钟

糙米绿豆红薯粥

◉难易度：★ ☆ ☆　◉功效：润肠

🥣 原 料

水发糙米200克，水发绿豆35克，红薯170克，枸杞少许

🍵 烹饪小提示

此粥中可以加入适量白糖，将其做成甜粥，口感和味道也会非常好。

奶香水果燕麦粥

◉难易度：★ ☆ ☆　◉功效：瘦身排毒

烹饪时间 Time 32分钟

◎原 料

燕麦片75克，牛奶100毫升，雪梨30克，猕猴桃65克，芒果50克

◎做 法

1.洗净的雪梨去皮，去核，切成小块；洗好的猕猴桃切开去皮，切小块；洗净的芒果切开去皮，切小块，备用。2.砂锅中注入适量清水烧开，倒入燕麦片，搅拌匀，盖上盖，用小火煮约30分钟至熟，揭开锅盖，倒入牛奶，用中火略煮片刻，煮至食材熟软。3.倒入切好的水果，搅拌均匀。4.关火后盛出煮好的燕麦粥即可。

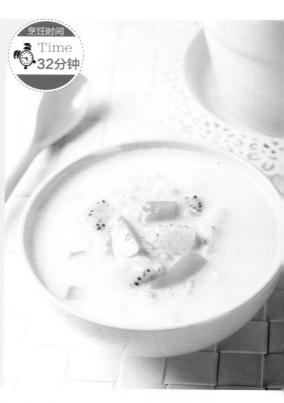

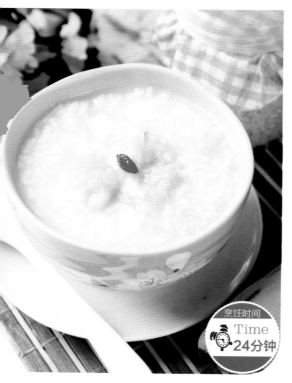

香蕉粥

◉难易度：★ ☆ ☆　◉功效：润肠排毒

◎原 料

去皮香蕉250克，水发大米400克

◎做 法

1.洗净的香蕉切丁。2.砂锅中注入适量清水烧开，倒入大米，拌匀，加盖，大火煮20分钟至熟。3.揭盖，放入香蕉，加盖，续煮2分钟至食材熟软。4.揭盖，搅拌均匀。5.关火，将煮好的粥盛出，装入碗中即可。

◎烹饪小提示

煮香蕉的时间不要太长，否则会变软，影响口感。

烹饪时间 Time 24分钟

🥄 做 法

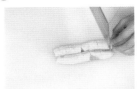

❶ 香蕉洗净去皮，把果肉切丁。

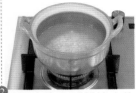

❷ 砂锅中注入适量清水烧热，倒入洗好的燕麦。

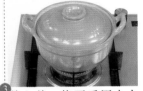

❸ 盖上盖，烧开后用小火煮30分钟至燕麦熟透。

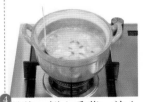

❹ 揭盖，倒入香蕉，放入枸杞，搅拌匀，用中火煮5分钟。

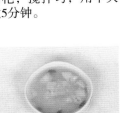

❺ 关火后盛出煮好的燕麦粥即可。

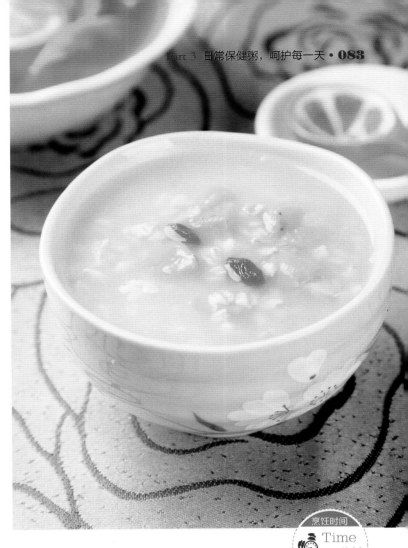

香蕉燕麦粥

◉难易度：★ ☆ ☆　◉功效：瘦身排毒

烹饪时间 Time 35分钟

🥄 原 料

水发燕麦160克，香蕉120克，枸杞少许

🍲 烹饪小提示

若使用燕麦片煮粥，则不能煮太长的时间，以免燕麦片的营养被破坏。

香蕉玉米豌豆粥

◉难易度：★☆☆ ◉功效：润肠排毒

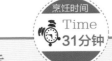

烹饪时间
Time
31分钟

原 料

水发大米80克，香蕉70克，玉米粒30克，豌豆55克

烹饪小提示

豌豆要选用色泽嫩绿、柔软、颗粒饱满、未浸水者。

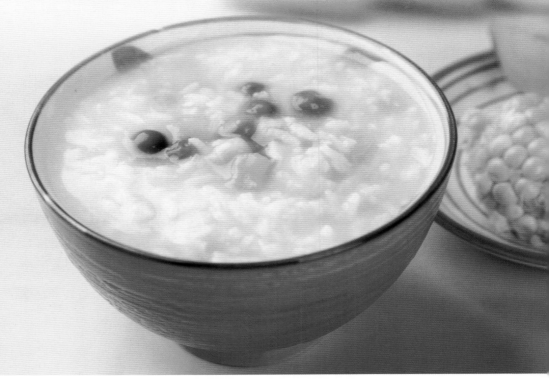

做 法

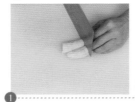

❶ 洗净的香蕉去除果皮，把果肉切条形，改切成丁，备用。

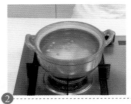

❷ 砂锅中注水烧开，放入大米、玉米粒、豌豆，拌匀。

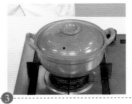

❸ 盖上盖，烧开后转小火煮约30分钟，至食材熟软。

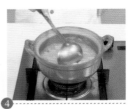

❹ 揭盖，倒入香蕉，拌匀，关火后盛出煮好的粥即可。

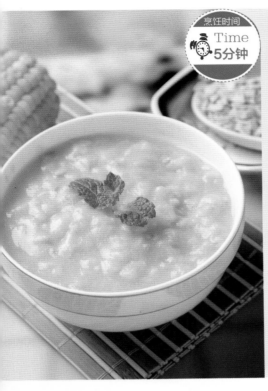

玉米燕麦粥

◎难易度：★★☆ ◎功效：降低血糖

原料

玉米粉100克，燕麦片80克

做法

1.取一碗，倒入玉米粉，注入适量清水，搅拌均匀，制成玉米糊。2.砂锅中注入适量清水烧开，倒入燕麦片，加盖，大火煮3分钟至熟。3.揭盖，加入玉米糊，拌匀，稍煮片刻至食材熟软。4.关火后将煮好的粥盛出，装入碗中即可。

烹饪小提示

尽量不要选择甜味很浓的燕麦片，这意味着其中50%以上是糖粉。

润肠板栗燕麦粥

◎难易度：★☆☆ ◎功效：瘦身排毒

原料

板栗肉50克，小米50克，燕麦70克

调料

冰糖20克

做法

1.砂锅中注入适量的清水，倒入板栗，用大火煮开。2.放入备好的燕麦，用勺子搅拌均匀，用大火煮开后转小火续煮40分钟至食材熟软。3.加入泡好的小米，拌匀，加盖，小火续煮30分钟至熟。4.揭盖，加入冰糖，搅拌至溶化，关火后盛出煮好的粥，装碗即可。

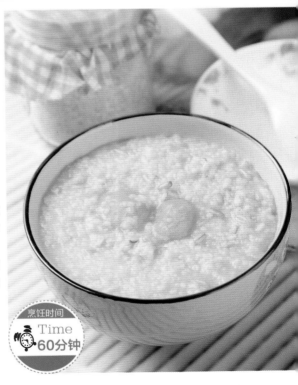

提高免疫力

丹参瘦肉粥

●难易度：★★☆ ●功效：增强免疫力

原　料

水发大米95克，猪瘦肉100克，丹参少许

调料

盐2克，料酒4毫升，水淀粉适量

做　法

烹饪小提示

瘦肉片可以切得薄一些，这样更加容易入味。

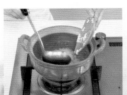
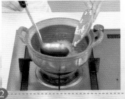
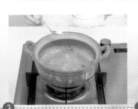
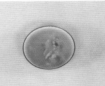

❶
洗净的猪瘦肉切片，用盐、料酒、水淀粉腌渍至其入味。

❷
砂锅中注水烧热，放入丹参、大米，烧开后用小火煮至大米熟软。

❸
倒入腌好的肉片，拌匀，加入盐，拌匀，煮至入味。

❹
关火后盛出煮好的粥即可。

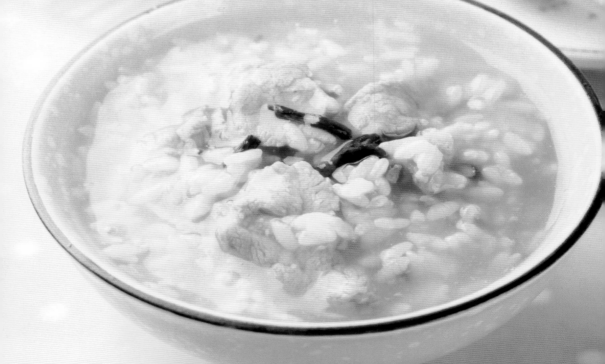

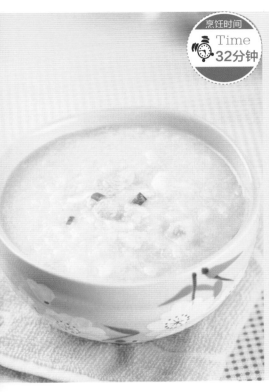

烹饪时间
Time
32分钟

鸡蛋瘦肉粥

◎难易度：★☆☆ ◎功效：增强免疫力

原料

水发大米110克，鸡蛋1个，瘦肉60克，葱花少许

调料

盐、鸡粉各2克

做法

1.鸡蛋打入碗中，打散调匀，制成蛋液；洗净的瘦肉切碎，剁成肉末。2.锅中注入适量清水烧开，倒入洗好的大米，搅拌几下，使米粒散开，盖上盖子，煮沸后用小火煮约30分钟至米粒变软。3.取下盖子，搅动几下，再放入肉末，快速搅拌匀，煮片刻至其肉末松散。4.加入盐、鸡粉，拌匀调味，再放入蛋液，边倒边搅拌，使蛋液散开，煮至液面浮起蛋花。5.撒上葱花，拌匀，关火后盛出即成。

花生牛肉粥

◎难易度：★☆☆ ◎功效：补中益气

原料

水发大米120克，牛肉50克，花生米40克，姜片、葱花各少许

调料

盐2克，鸡粉2克，料酒适量

做法

1.洗好的牛肉切成丁，用刀剁几下。2.锅中注入清水烧开，倒入牛肉，淋入料酒，汆去血水，捞出，沥干水分，待用。3.砂锅中注入适量清水烧开，倒入牛肉，再放入姜片、花生米，倒入大米，搅拌均匀，盖上锅盖，烧开后用小火煮约30分钟至食材熟软。4.揭开锅盖，加盐、鸡粉，搅匀调味，撒上葱花，搅匀，煮出葱香味。5.关火后将煮好的粥盛出，装入碗中即可。

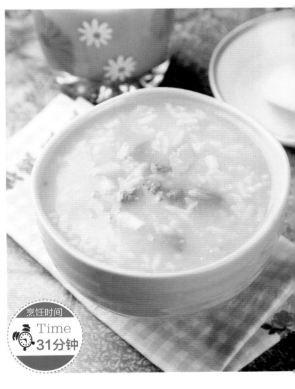

烹饪时间
Time
31分钟

薏芡猪肚粥

◉难易度：★☆☆　◉功效：补虚强身

◎ **原　料**

水发薏米120克，水发芡实50克，水发大米160克，熟猪肚100克

◎ **调　料**

盐、鸡粉、胡椒粉各2克

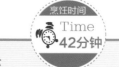
烹饪时间 Time 42分钟

◎ **烹饪小提示**

将猪肚事先腌渍好再进行烹饪，这样猪肚的味道会更好。

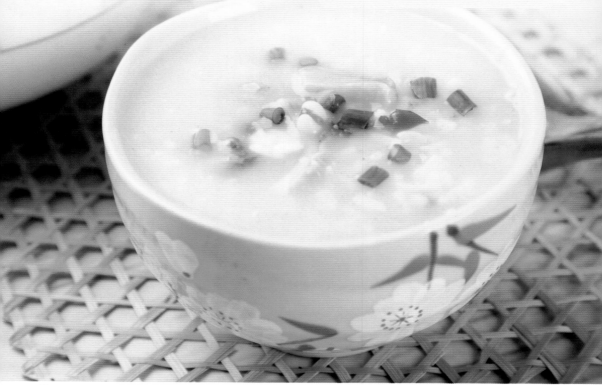

✎ **做　法**

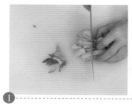
❶ 将熟猪肚去除油脂，切条形，再切成小块，备用。

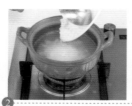
❷ 砂锅中注水烧开，倒入猪肚、薏米、芡实、大米，拌匀。

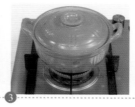
❸ 盖上盖，烧开后用小火煮约40分钟至熟。

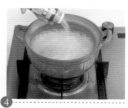
❹ 揭开盖，加入盐、鸡粉、胡椒粉，拌匀，关火后盛出即可。

做法

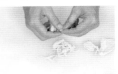

① 将熟鸡胸肉撕成细丝；用手将干贝碾碎。

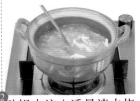

② 砂锅中注入适量清水烧热，倒入洗好的小米，拌匀，放入鸡胸肉、干贝，拌匀。

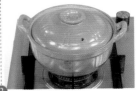

③ 倒入姜丝，搅拌均匀，淋入少许料酒，拌匀，盖上盖，煮开后用小火煮30分钟。

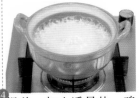

④ 揭盖，加入适量盐、鸡粉，拌匀调味。

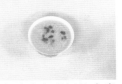

⑤ 关火后盛出煮好的小米粥，装入碗中，点缀上葱花即可。

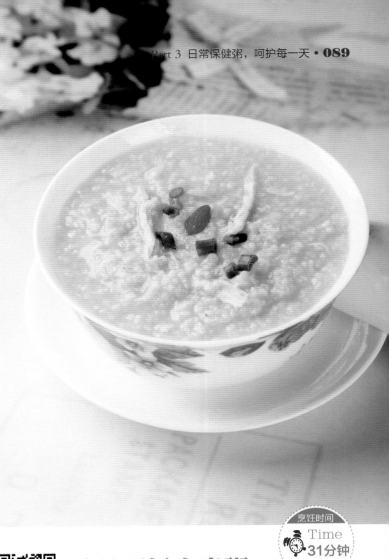

烹饪时间 Time 31分钟

鸡丝干贝小米粥

●难易度：★★☆ ●功效：调养身体

原料

水发小米160克，熟鸡胸肉75克，水发干贝50克，葱花、姜丝各少许

调料

盐2克，鸡粉2克，料酒4毫升

烹饪小提示

淘洗小米时不要用手搓，也不要长时间将小米浸泡在水中或用热水淘洗小米，以免小米营养流失。

鲜虾香菇粥

◉难易度：★★☆ ◉功效：强健骨质

Time 43分钟 烹饪时间

原料

虾仁35克，水发香菇40克，娃娃菜65克，水发大米90克，姜片、葱花各少许

调料

盐1克，鸡粉2克

做法

1.洗净的娃娃菜切块；洗好的香菇切丁；洗净的虾仁切丁。2.砂锅中注水烧热，倒入备好的大米、香菇、姜片、虾仁，盖上盖，煮开后用小火煮30分钟。3.揭盖，倒入娃娃菜，加入盐、鸡粉，拌匀。4.盖上盖，用中小火续煮10分钟至熟，揭盖，搅拌均匀。5.关火后盛出，装入碗中，点缀上葱花即可。

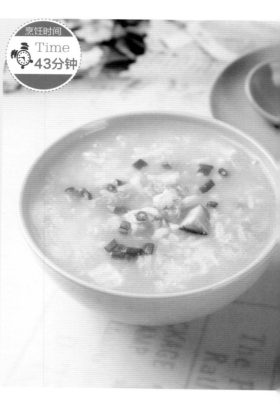

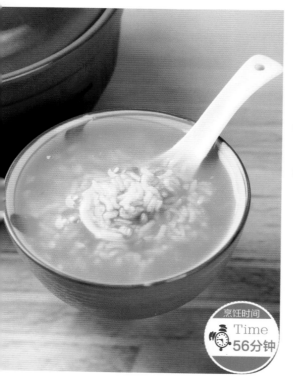

灵芝小麦糯米粥

◉难易度：★☆☆ ◉功效：益气补血

原料

水发糯米130克，水发小麦50克，灵芝少许

调料

白糖6克

做法

1.砂锅中注入适量的清水，用大火烧开，倒入灵芝，盖上砂锅盖，大火煮开转小火煮约15分钟至有效成分析出。2.揭开砂锅盖，取出灵芝。3.倒入糯米、小麦，加盖，大火煮开转小火煮约40分钟至食材熟透。4.揭盖，加入白糖，搅拌片刻至白糖溶化。5.关火后盛出煮好的糯米粥，装入碗中即可。

Time 56分钟 烹饪时间

🍳 做 法

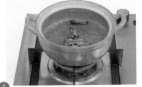

❶ 锅中注入适量清水烧开，倒入洗好的灵芝。

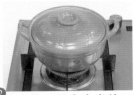

❷ 盖上盖，用中火煮约10分钟。

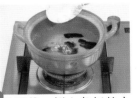

❸ 揭开盖，倒入备好的大米、核桃仁。

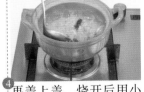

❹ 再盖上盖，烧开后用小火煮约30分钟至食材熟透，揭盖，搅拌均匀。

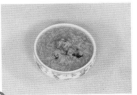

❺ 关火后盛出煮好的粥，装入碗中即可。

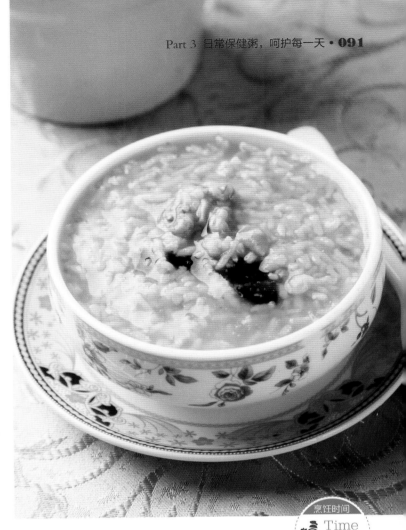

烹饪时间
Time
41分钟

核桃灵芝粥

◉难易度：★★☆ ◉功效：增强免疫力

🥣 原 料

水发大米90克，灵芝、核桃仁各少许

◎ 烹饪小提示

如果熬煮粥时，发现粥太稠，则需要加一些水，且最好加入开水。

丝瓜瘦肉粥

◎难易度：★ ☆ ☆　◎功效：保护皮肤

🥘 原　料

丝瓜45克，瘦肉60克，水发大米100克

🥄 调　料

盐2克

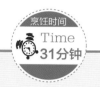

烹饪时间
Time
31分钟

🍲 烹饪小提示

要选择外形完整、无虫蛀、无破损的新鲜丝瓜，食用时口感会更好。

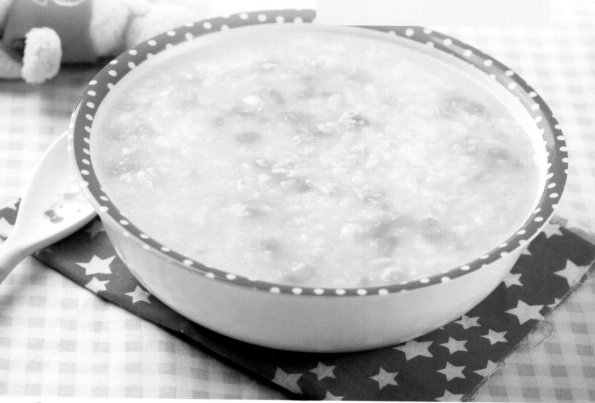

🥄 做　法

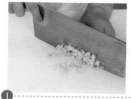

❶ 将去皮洗净的丝瓜切粒；洗好的瘦肉剁成肉末。

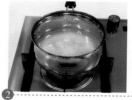

❷ 锅中注水烧热，倒入大米，拌匀，用小火煮至大米熟烂。

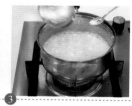

❸ 放入肉末、丝瓜，拌匀煮沸，加入盐，用锅勺拌匀，煮沸。

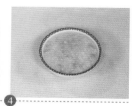

❹ 将煮好的粥盛出，装入碗中即可。

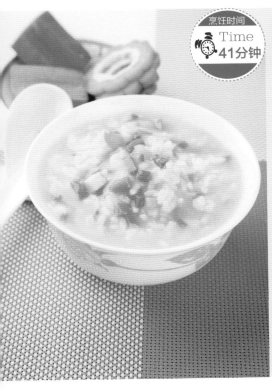

苦瓜胡萝卜粥

◎难易度：★☆☆ ◎功效：养血益气

〇 原 料

水发大米140克，苦瓜45克，胡萝卜60克

✎ 做 法

1.洗净去皮的胡萝卜切粒；洗好的苦瓜切丁。2.砂锅中注入适量清水烧开，倒入备好的大米、苦瓜、胡萝卜，搅拌均匀，盖上锅盖，烧开后用小火煮约40分钟至食材熟软。3.揭开锅盖，搅拌一会儿。4.关火后盛出煮好的粥即可。

◎ 烹饪小提示

最好把苦瓜里面的瓤刮干净，以免煮好的粥味道偏苦。

银杏冬瓜粥

◎难易度：★☆☆ ◎功效：保护肝脏

〇 原 料

冬瓜240克，水发大米95克，银杏45克，高汤200毫升

🥄 调 料

盐2克

✎ 做 法

1.洗净的冬瓜去皮，切去瓜瓤，再切厚片，备用。2.砂锅中注入适量清水烧开，倒入备好的高汤、大米、银杏、冬瓜，搅拌匀。3.盖上锅盖，烧开后用小火煮约30分钟至食材熟软。4.揭开锅盖，加入适量盐，搅匀调味，关火后盛出煮好的粥，装入碗中即可。

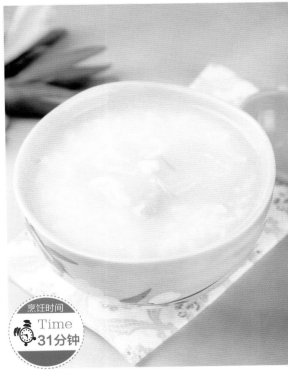

烹饪时间
Time
31分钟

罗汉果菊花糙米粥

◉难易度：★ ☆ ☆　◉功效：补钙

烹饪时间
Time
42分钟

◎ 原 料

水发糙米180克，罗汉果40克，菊花8克

◎ 烹饪小提示

粥出锅前可用少许水淀粉勾芡，这样能改善粥的口感。

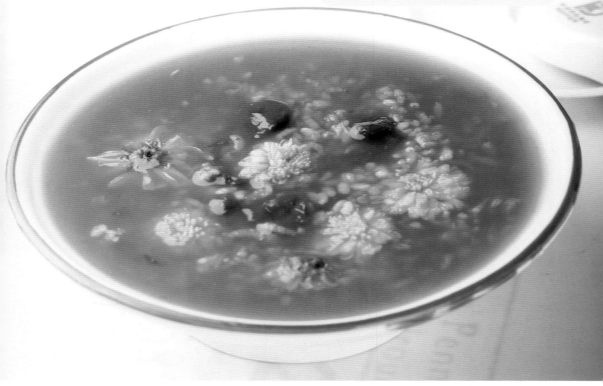

◎ 做 法

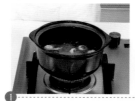

① 砂锅中注水烧开，放入洗净的菊花、罗汉果、糙米，搅拌匀。

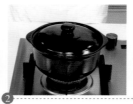

② 盖上盖，煮沸后用小火煮约40分钟，至食材熟透。

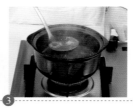

③ 揭盖，搅拌匀，再用中火略煮一会儿，至米粥浓稠。

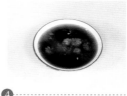

④ 盛出煮好的糙米粥，装入碗中即可。

做法

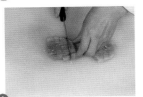

❶ 西瓜肉切薄片，再切条，改切成小块。

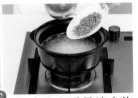

❷ 砂锅中注入适量清水烧开，倒入洗好的大米，搅拌匀，放入洗净的绿豆，搅拌均匀。

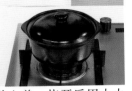

❸ 盖上盖，烧开后用小火煮约30分钟，至食材完全熟透。

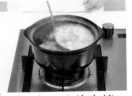

❹ 揭盖，加入少许白糖，搅拌均匀，煮至溶化，倒入西瓜块，快速搅拌均匀。

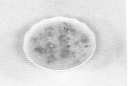

❺ 关火后盛出煮好的粥，装入碗中即可。

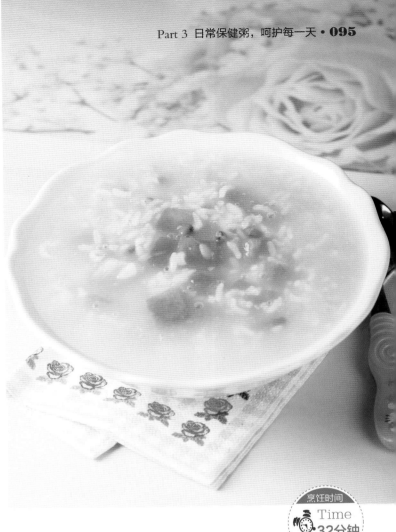

烹饪时间
Time
32分钟

西瓜绿豆粥

●难易度：★★☆ ●功效：保肝护肾

原料

水发大米95克，水发绿豆45克，西瓜肉80克

调料

白糖适量

烹饪小提示

西瓜在用来煮粥时，不可煮太久，搅拌均匀后即可盛出，以免破坏西瓜的营养价值。

冬瓜莲子绿豆粥

烹饪时间 Time 60分钟

◉难易度：★☆☆ ◉功效：滋补

🐄 原料

冬瓜200克，水发绿豆70克，水发莲子90克，水发大米180克

🥢 调料

冰糖20克

🍴 做法

1.洗净去皮的冬瓜切成小块，备用。2.砂锅中注入适量清水烧开，倒入绿豆、莲子，放入洗好的大米，拌匀。3.盖上盖，烧开后用小火煮40分钟，至食材熟软。4.揭开锅盖，放入冬瓜块，盖上盖，用小火续煮15分钟至食材熟透。5.揭盖，放入适量冰糖，拌匀，煮约3分钟至冰糖溶化，盛出，装入碗中即可。

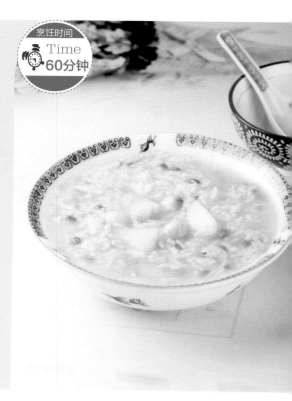

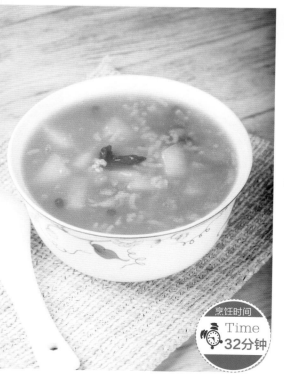

绿豆雪梨粥

◉难易度：★☆☆ ◉功效：增强抵抗力

🐄 原料

水发绿豆100克，水发大米120克，雪梨100克

🥢 调料

冰糖20克

🍴 做法

1.洗好去皮的雪梨切开，去核，再切成块，改切成丁，备用。2.砂锅中注入适量清水烧开，放入洗净的绿豆、大米，搅拌匀。3.盖上盖，烧开后用小火煮30分钟，至食材熟软。4.揭开盖，倒入雪梨，加入冰糖，煮至溶化，使食材味道均匀。5.关火后盛出煮好的粥，装入碗中即可。

烹饪时间 Time 32分钟

做 法

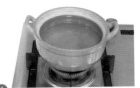

❶ 砂锅中注入适量清水，烧热。

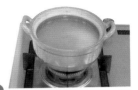

❷ 放入洗好的大米，拌匀，倒入洗净的绿豆，盖上盖，大火烧开后用小火煮约40分钟，至米粒变软。

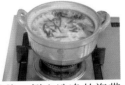

❸ 揭盖，倒入洗净的海带丝，搅匀。

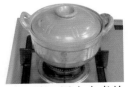

❹ 再盖上盖，用小火煮约15分钟至食材熟透。

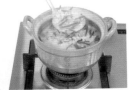

❺ 揭盖，搅拌几下，关火后盛出，装入备好的汤碗中即成。

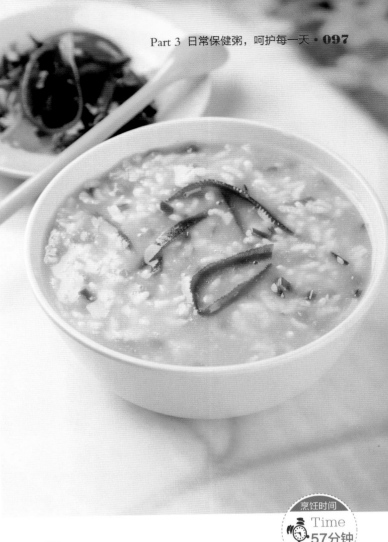

烹饪时间
Time
57分钟

海带绿豆粥

●难易度：★★☆ ●功效：清热解毒

原 料

水发大米160克，水发绿豆90克，水发海带丝65克

烹饪小提示

海带丝煮的时间不宜太长，以免海带口感变得绵软，失去了原有的韧劲。

益气补血

红枣乳鸽粥

◎难易度：★★★ ◎功效：益气补血

🍴 原料

乳鸽块270克，水发大米120克，红枣25克，姜片、葱段各少许

🍲 调料

盐1克，料酒4毫升，老抽、蚝油、食用油各适量

📋 烹饪小提示

为保持鸽子汤的原汁原味，可以少放些盐调味。

✒ 做 法

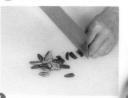

❶ 洗净的红枣去核切块，用盐、料酒、蚝油、姜片、葱段腌渍。

❷ 用油起锅，放入乳鸽肉、料酒、老抽，炒匀，关火后盛入盘中。

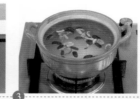

❸ 砂锅注水烧开，倒入大米、红枣，拌匀，煮开后用小火煮10分钟。

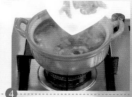

❹ 倒入乳鸽，拌匀，用中小火续煮至熟，关火后盛出即可。

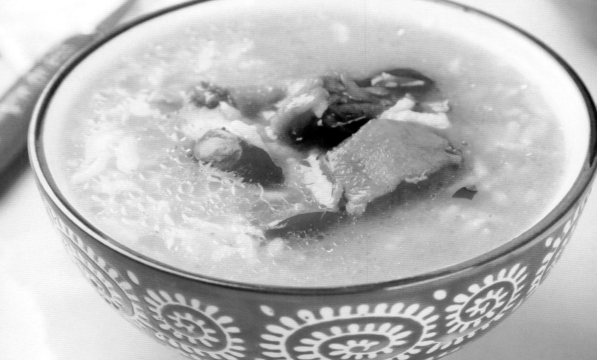

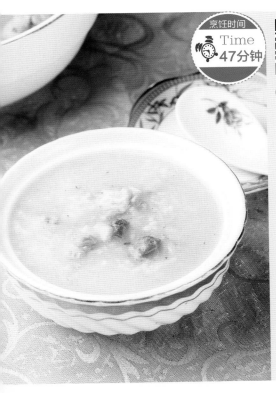

人参鸡粥

◉难易度：★★☆ 功效：益气补血

原料

鸡肉300克，鸡肝80克，水发大米150克，人参6克，生粉适量

调料

盐、鸡粉、胡椒粉、料酒、食用油各少许

做法

1.将洗净的鸡肝切成片；洗好的鸡肉切成小块；鸡肝、鸡肉装碗，加盐、鸡粉、料酒、生粉，拌匀，注油腌渍10分钟。2.砂锅中注水烧开，放入洗净的人参、大米，搅拌均匀，盖上盖，用小火煮30分钟至食材熟软。3.揭盖，放入鸡肝、鸡肉，搅拌匀，盖上盖，用小火续煮15分钟。4.揭盖，加入盐、鸡粉、胡椒粉，拌匀调味。5.关火后盛出，装入碗中即可。

烹饪时间 Time 47分钟

红豆黑米粥

◉难易度：★☆☆ 功效：益气补血

原料

黑米100克，红豆50克

调料

冰糖20克

做法

1.砂锅中注入适量清水烧开。2.倒入洗净的红豆和黑米，搅散、拌匀。3.盖上盖，烧开后转小火煮约65分钟，至食材熟软。4.揭盖，加入少许冰糖，搅拌匀，用中火煮至溶化。5.关火后盛出煮好的黑米粥，装在碗中即可。

烹饪小提示

红豆煮好后可碾碎，这样口感会更加细腻。

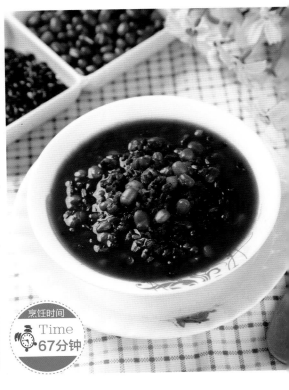

烹饪时间 Time 67分钟

椰汁黑米粥

◎难易度：★ ☆ ☆　◎功效：开胃益气

烹饪时间
Time
41分钟

◎ 原 料

黑米50克，水发大米80克，椰汁175毫升

◎ 烹饪小提示

黑米黏性较大，因此要多加些水以免粥太稠。

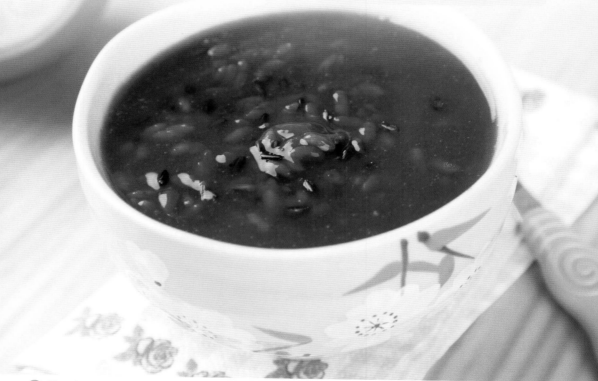

◎ 做 法

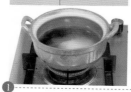

❶ 砂锅中注入适量清水烧热。

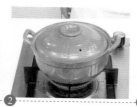

❷ 倒入黑米、大米，拌匀，烧开后用小火煮约30分钟。

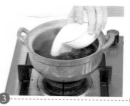

❸ 倒入椰汁，拌匀，用小火续煮10分钟至食材熟透。

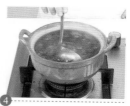

❹ 持续搅拌一会儿，关火后盛出煮好的粥，装入碗中即可。

做 法

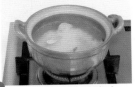

① 砂锅中注入适量清水，放入备好的川芎、当归、黄花，用大火煮开后倒入洗好的大米。

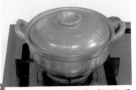

② 盖上盖，用大火煮开后转小火煮30分钟。

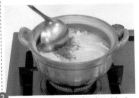

③ 揭盖，倒入备好的红花，拌匀，再盖上锅盖，续煮30分钟至食材熟透。

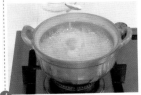

④ 揭盖，加入少许白糖，拌匀。

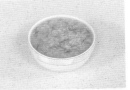

⑤ 关火后盛出煮好的粥，装入碗中即可。

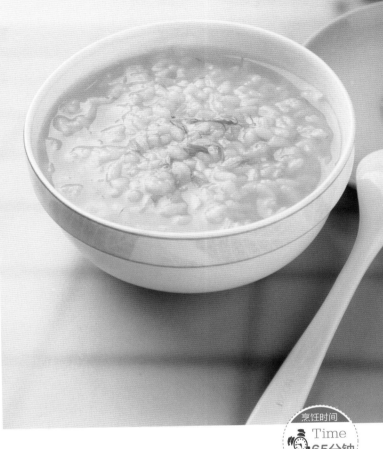

烹饪时间
Time
65分钟

当归红花补血粥

◉难易度：★ ☆ ☆　◉功效：益气补血

🥬 **原 料**

大米200克，红花、黄花、当归、川芎各5克

🧂 **调 料**

白糖5克

🍵 **烹饪小提示**

若没有白糖，可用红糖来代替白糖，这样食用后补血效果会更好。

补血养生粥

◎难易度：★★☆ ◎功效：补血

烹饪时间
Time
32分钟

🌱 原 料

眉豆40克，绿豆30克，赤小豆40克，薏米100克，红米40克，玉米50克，糙米45克，水发小米35克，水发黑米100克，花生米55克

🥄 调 料

红糖20克，蜂蜜10毫升

🍳 做 法

1.砂锅中注入适量清水，倒入眉豆、绿豆、赤小豆、薏米、红米、糙米、黑米、小米、花生米、玉米，拌匀。2.加盖，大火煮开转小火煮30分钟至食材熟透。3.揭盖，加入红糖、蜂蜜。4.搅拌片刻使其入味，关火后将煮好的粥盛出，装入碗中即可。

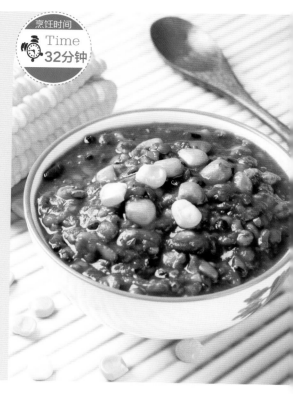

罗汉果红米粥

◎难易度：★☆☆ ◎功效：补血

🌱 原 料

水发红米120克，罗汉果少许

🍳 做 法

1.砂锅中注入适量清水烧热。2.倒入洗净的红米，放入备好的罗汉果，拌匀。3.盖上盖，烧开后用小火煮约1小时，至食材熟透。4.揭盖，拣出罗汉果，关火后盛出煮好的粥。5.装入碗中，待稍微冷却后即可食用。

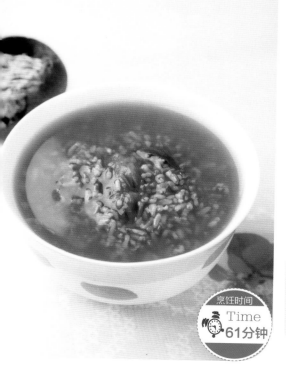

烹饪时间
Time
61分钟

💬 烹饪小提示

罗汉果可用隔渣袋包起来，这样可以减少药渣，方便食用。

✎ **做 法**

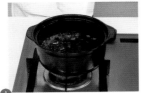

❶ 砂锅中注入适量清水，烧开。

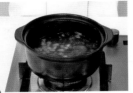

❷ 放入洗净的红米，轻轻搅拌一会儿，再倒入洗好的花生米，搅拌匀。

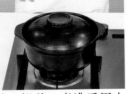

❸ 盖上锅盖，煮沸后用小火煮约60分钟，至米粒熟透。

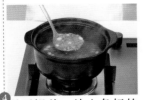

❹ 揭开锅盖，放入备好的冰糖，搅拌匀，转中火续煮片刻，至冰糖完全溶化。

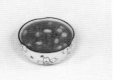

❺ 关火后盛出煮好的红米粥，装入汤碗中即可。

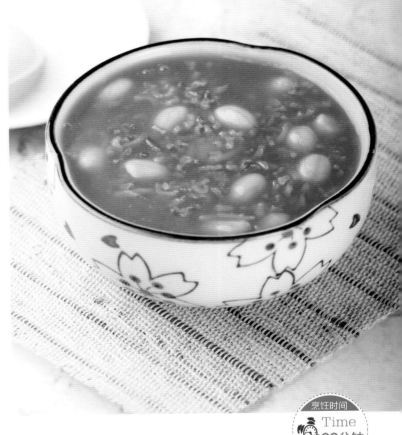

花生红米粥

◎难易度：★ ☆ ☆　◎功效：益气补血

烹饪时间
Time
62分钟

🐂 **原 料**

水发花生米100克，水发红米200克

🍶 **调 料**

冰糖20克

◎ **烹饪小提示**

此粥的药用价值较强，放入的冰糖不宜太多，以免降低其补益价值。

花豆红米粥

◉难易度：★ ☆ ☆ ◉功效：益气补血

烹饪时间
Time
41分钟

🍴 原 料

水发花豆200克，水发红米150克

◉ 烹饪小提示

煮粥时，可以将花豆轻轻碾压几次，这样粥的口感更细腻。

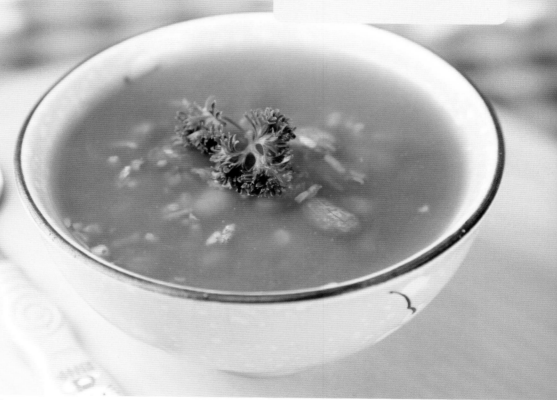

🍳 做 法

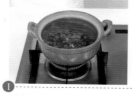

❶ 砂锅中注入适量清水烧热，倒入洗净的花豆、红米，拌匀。

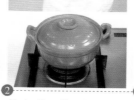

❷ 盖上盖，烧开后用小火煮约40分钟，至食材熟软。

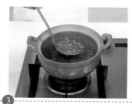

❸ 揭开盖子，快速搅拌几下。

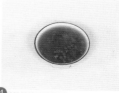

❹ 盛出煮好的红米粥，装入碗中即成。

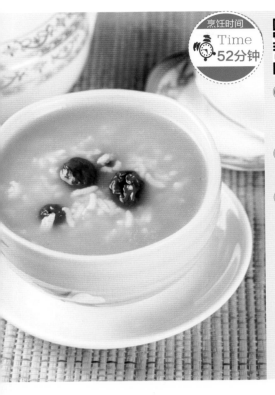

益气养血粥

◉难易度：★★☆ ◉功效：益气补血

Time 52分钟 烹饪时间

原 料
水发大米95克，红枣15克，当归、黄芪、白芍各少许

调 料
红糖20克

做 法
1.砂锅中注入适量清水烧开，倒入备好的当归、黄芪、白芍。2.盖上盖，烧开后用中小火煲约20分钟，至药材析出有效成分。3.揭开盖，捞出药材，倒入洗好的红枣，放入洗净的大米，搅拌匀。4.盖上盖，烧开后用小火煮30分钟，揭盖，加入红糖拌匀，煮至红糖溶化。5.关火后盛出，装碗即可。

红枣小米粥

◉难易度：★☆☆ ◉功效：补血

原 料
水发小米100克，红枣100克

做 法
1.砂锅中注入清水烧热，倒入洗净的红枣。2.用中火煮约10分钟，至其变软。3.关火后捞出煮好的红枣，放在盘中，放凉后切开，取果肉切碎。4.砂锅中注水烧开，倒入小米，烧开后用小火煮20分钟，至米粒变软。5.倒入切碎的红枣，搅散、拌匀，略煮一小会儿，关火后盛出即成。

🍵 烹饪小提示
煮红枣的时间不宜太长，以免降低了食材的食用价值。

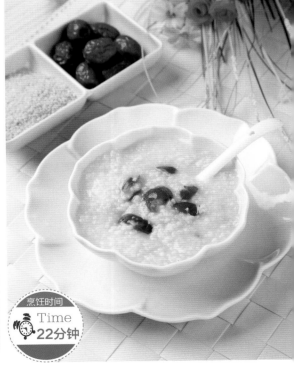

Time 22分钟 烹饪时间

减肥瘦身

金枪鱼蔬菜小米粥

◎难易度：★☆☆ ◎功效：排毒瘦身

烹饪时间
Time
31分钟

原料

罐装金枪鱼肉60克，水发大米100克，水发小米80克，胡萝卜丁55克，玉米粒40克，豌豆60克

调料

盐2克

烹饪小提示

熬煮此粥中途不宜加入水，否则会影响口感。

做法

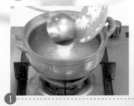

❶ 砂锅中注入清水烧热，倒入小米、大米、玉米粒、豌豆。

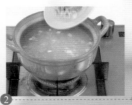

❷ 放入胡萝卜、金枪鱼，拌匀。

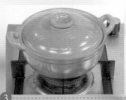

❸ 盖上盖，烧开后用小火煮约30分钟至食材熟透。

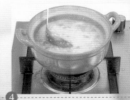

❹ 揭开盖，加入盐，拌匀，关火后盛出煮好的粥即可。

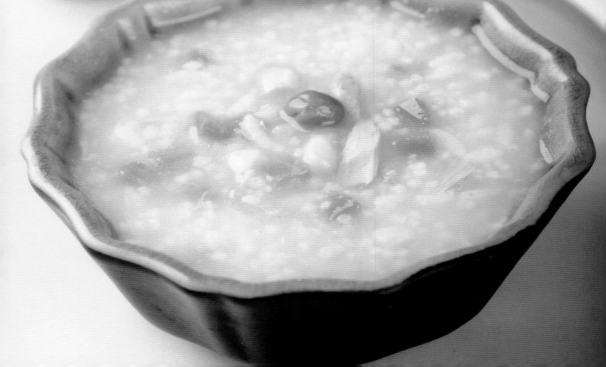

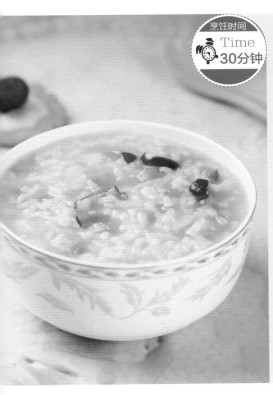

红枣苦瓜粥

◎难易度：★☆☆ ◎功效：清热解毒

原　料

水发大米150克，苦瓜65克，红枣20克

调　料

蜂蜜20克

做　法

1.将洗净的苦瓜切开，去瓤，切成丁；红枣切开，去核，把肉切碎。2.砂锅中注水烧开，倒入洗净的大米，加入苦瓜、红枣，搅拌均匀。3.盖上锅盖，用中火煮约30分钟至食材熟软。4.揭开锅盖，加入少许蜂蜜，搅拌均匀。5.关火后盛出煮好的粥，待稍微放凉后即可食用。

烹饪时间
Time
30分钟

芹菜大米粥

◎难易度：★☆☆ ◎功效：减肥

原　料

水发大米120克，芹菜45克

做　法

1.洗好的芹菜切成丁。2.砂锅中注入适量清水烧热，倒入洗好的大米，搅匀，盖上锅盖，烧开后用小火煮约10分钟。3.揭开锅盖，倒入备好的芹菜，搅拌搅匀。4.再盖上锅盖，用小火续煮约20分钟至食材熟透。5.揭开锅盖，略微搅拌一会儿，关火后盛出煮好的粥，装入碗中即可。

烹饪小提示

将芹菜先放入沸水中焯一下水再煮，可减轻芹菜的味道。

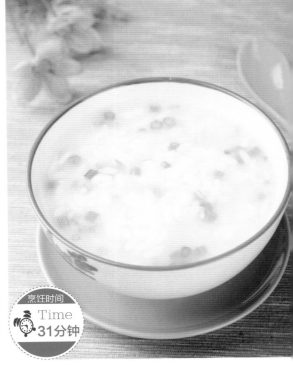

烹饪时间
Time
31分钟

绿豆荞麦燕麦粥

◎难易度：★☆☆ ◎功效：促消化

烹饪时间
Time
36分钟

🥣 **原 料**

水发绿豆80克，水发荞麦100克，燕麦片50克

😋 **烹饪小提示**

挑选荞麦时，以颗粒饱满完整，无虫蛀、干燥、大小均匀的为佳品。

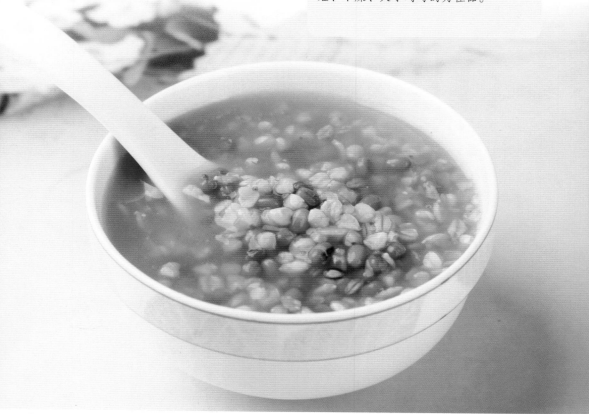

🍳 **做 法**

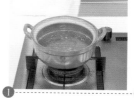

① 锅中注水烧热，倒入荞麦、绿豆，烧开后用小火煮30分钟。

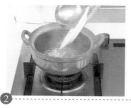

② 揭开盖，搅拌几下，放入燕麦片，拌匀。

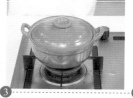

③ 再盖上锅盖，用小火续煮约5分钟，至食材熟透。

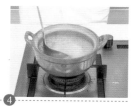

④ 揭开盖，搅拌均匀，关火后盛出煮好的粥即可。

做 法

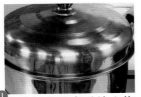

1 将装好盘的南瓜放入烧开的蒸锅，加盖，中火蒸10分钟至熟。

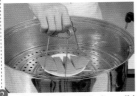

2 揭盖，把南瓜取出，剁成泥状。

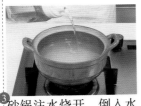

3 砂锅注水烧开，倒入水发好的大米、燕麦，拌匀，再加少许食用油，搅拌匀，加盖，慢火煲约20分钟。

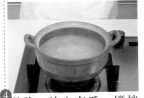

4 揭盖，放入南瓜，搅拌匀，加盖，大火煮沸。

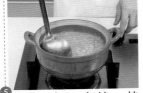

5 揭盖，加入白糖，拌匀，煮至溶化，盛出，装入碗中即成。

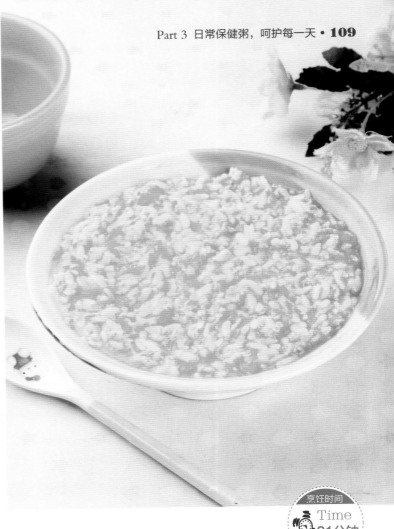

烹饪时间
Time 21分钟

南瓜燕麦粥

◉难易度：★☆☆ ◉功效：促消化

原料
南瓜190克，燕麦90克，水发大米150克

调料
白糖20克，食用油适量

🍵 烹饪小提示
南瓜本身具有一定的甜味，所以在煮制此粥时，白糖不要放太多。

小米燕麦荞麦粥

◉难易度：★☆☆ ◉功效：减肥瘦身

🍲 原 料

水发小米70克，水发荞麦80克，玉米碎85克，燕麦40克

✍ 做 法

1.砂锅中注入适量清水，用大火将水烧开。
2.倒入洗净的小米、荞麦、玉米、燕麦。
3.用勺将材料搅拌均匀。 4.盖上盖，用小火煮30分钟，至食材熟透。 5.揭盖，略微搅拌片刻。 6.将煮好的杂粮粥盛出即可。

🍲 烹饪小提示

优质小米米粒大小、颜色均匀，呈乳白色、黄色或金黄色，有光泽，无杂质。

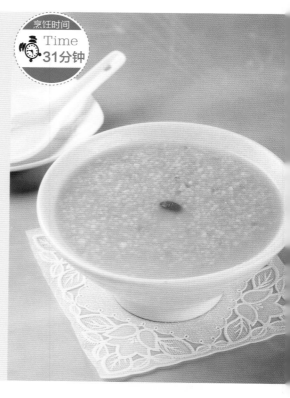

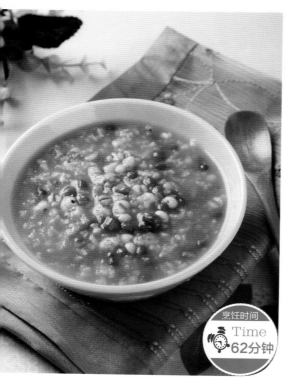

薏米红豆大米粥

◉难易度：★☆☆ ◉功效：排毒

🍲 原 料

大米80克，薏米、红豆各50克

🍶 调 料

冰糖20克

✍ 做 法

1.砂锅中注入适量清水烧开，倒入洗净的薏米、红豆。 2.盖上盖，用中火煮约20分钟，至食材变软。 3.揭盖，倒入洗净的大米，搅拌匀，使米粒散开。 4.再盖上盖，用中小火煮约40分钟，至食材熟透。 5.揭盖，撒上适量冰糖，搅拌匀，用中火煮至溶化。 6.关火后盛出煮好的大米粥，装在碗中即成。

🖌 做 法

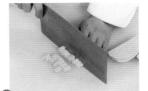

❶ 洗净去皮的红薯切块，再切成条，改切成丁，备用。

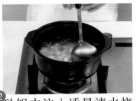

❷ 砂锅中注入适量清水烧开，倒入大米、红薯丁，放入洗好的薏米，搅拌均匀。

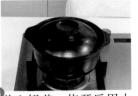

❸ 盖上锅盖，烧开后用小火煮40分钟至粥浓稠。

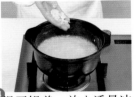

❹ 揭开锅盖，放入适量冰糖，拌匀，续煮至冰糖溶化。

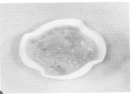

❺ 关火后盛出煮好的粥，装入碗中即可。

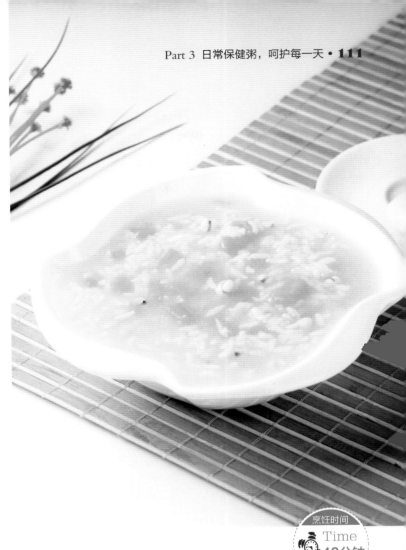

⏱ 烹饪时间
Time
43分钟

薏米红薯粥

◉难易度：★☆☆ ◉功效：通便排毒

🍲 **原 料**

水发薏米100克，红薯150克，水发大米180克

🍵 **调 料**

冰糖25克

🍵 **烹饪小提示**

单吃红薯的话，由于蛋白质含量较低，会导致营养摄入不均衡。所以，将红薯切成块，和大米一起熬成粥其实是最科学的。

杂豆糙米粥

◉难易度：★★☆ ◉功效：预防便秘

🥦 原 料

水发糙米175克，水发绿豆100克，水发黑豆50克，水发红豆40克，水发花豆65克

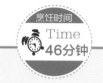

烹饪时间
Time
46分钟

◉ 烹饪小提示

盛出前加入少许冰糖拌匀，这样粥的食用价值更高。

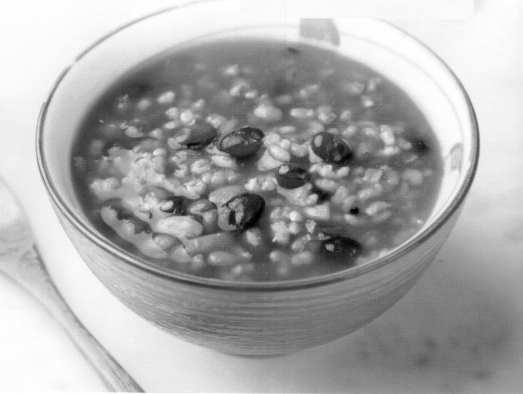

🥄 做 法

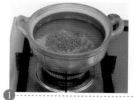

① 砂锅中注入适量清水烧热，倒入洗净的糙米、绿豆。

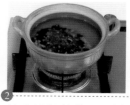

② 放入洗好的花豆、黑豆、红豆。

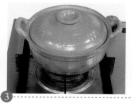

③ 盖上盖，烧开后用小火煮约45分钟，至食材熟透。

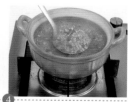

④ 揭盖，搅拌几下，关火后盛出煮好的糙米粥，装入碗中即可。

做 法

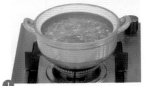

❶ 锅中注入适量清水，用大火烧开。

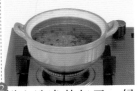

❷ 倒入洗净的红豆、绿豆，搅拌一下。

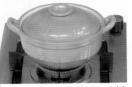

❸ 盖上盖，大火烧开后转小火煮约30分钟，至食材变软。

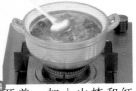

❹ 开盖，加入山楂和红枣，稍稍搅拌，盖上盖，续煮约20分钟，至食材熟透。

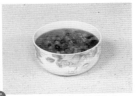

❺ 揭盖，将煮好的粥盛入碗中即可。

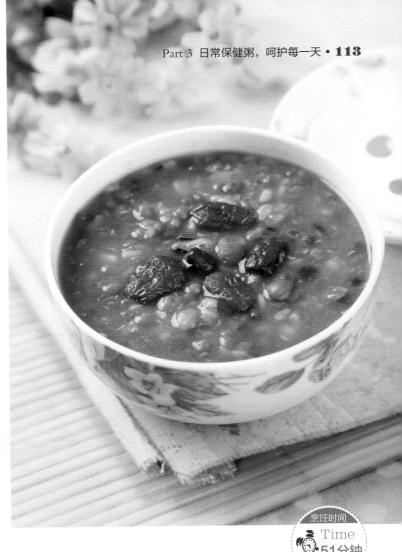

红绿豆瘦身粥

◉难易度：★☆☆　◉功效：瘦身排毒

烹饪时间
Time
51分钟

🥄 原 料

红豆100克，绿豆100克，山楂10克，红枣10克

◉ 烹饪小提示

可以将豆子提前浸泡一个小时，这样在煮粥时，豆子更容易熟烂。

延缓衰老

白果莲子乌鸡粥

●难易度：★ ★ ☆ ●功效：抗衰老

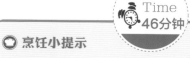

烹饪时间
Time
46分钟

🔖 原 料

水发糯米120克，白果25克，水发莲子50克，乌鸡块200克

🍳 调 料

盐、鸡粉各2克，料酒5毫升

📝 烹饪小提示

在选择莲子的时候如果看到很白的莲子，则有可能是漂白过的，不要买。

✏️ 做 法

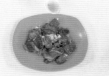 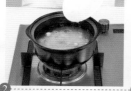 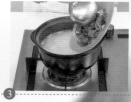 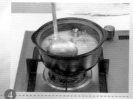

1 乌鸡块装盘，加盐、鸡粉、料酒拌匀，腌渍10分钟。

2 锅中注水烧开，倒入白果、莲子、糯米，烧开后用小火煮30分钟。

3 倒入乌鸡块，拌匀，用中小火煮约15分钟至食材熟透。

4 加入盐、鸡粉，拌煮至食材入味，关火后盛入碗中即可。

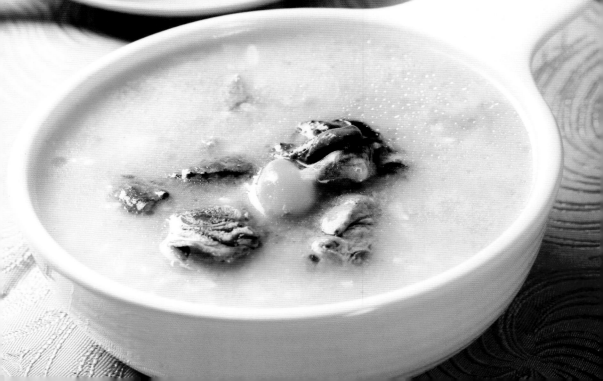

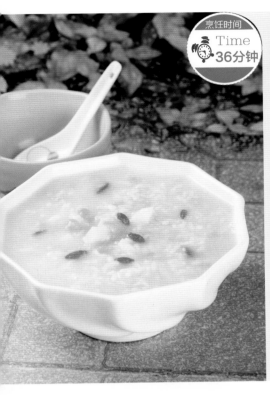

烹饪时间 Time 36分钟

山药玉米粥

◎难易度：★★☆ ◎功效：延缓衰老

原料

山药90克，水发大米100克，枸杞10克，鲜玉米粒120克，白果70克

调料

盐2克

做法

1. 洗净去皮的山药切厚块，再切条，改切成丁。2. 砂锅中注水烧开，倒入洗好的大米，搅拌匀，放入山药丁，倒入洗净的玉米粒、白果，搅拌均匀。3. 盖上盖，用大火烧开后转小火煮30分钟，至大米熟软。4. 揭开盖，放入洗好的枸杞，搅拌匀，再盖上盖，用小火续煮5分钟，至全部食材熟透。5. 揭开盖，放入适量盐，搅拌匀，使其更入味，盛入碗中即可。

豌豆绿豆粥

◎难易度：★☆☆ ◎功效：抗衰老

原料

粳米60克，豌豆、绿豆各40克

调料

白砂糖20克

做法

1. 砂锅中注入适量的清水，用大火烧开，倒入泡发好的粳米、豌豆、绿豆，用勺子搅拌片刻，2. 盖上锅盖，烧开后转小火煮40分钟至食材熟软。3. 掀开锅盖，加入少许的白糖，搅拌片刻，至白糖完全溶化。4. 关火，将煮好的粥盛出，装入碗中，稍凉即可食用。

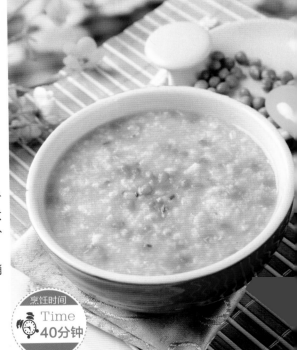

烹饪时间 Time 40分钟

麦冬红枣小麦粥

●难易度：★ ☆ ☆ ●功效：排毒养颜

烹饪时间
Time
65分钟

原 料

水发小麦200克，红枣、麦冬各少许

烹饪小提示

小麦清洗次数不要过多，以免造成营养成分的大量流失。

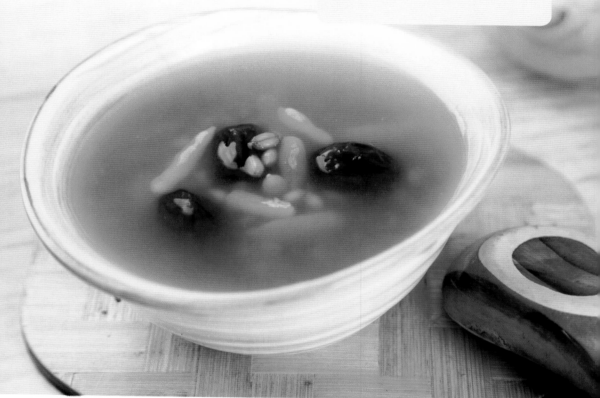

做 法

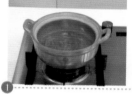

1 锅中注入适量清水，烧开。

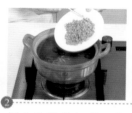

2 倒入洗净的红枣、麦冬、小麦，拌匀。

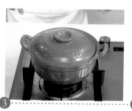

3 盖上盖，烧开后用小火煮60分钟。

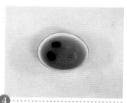

4 揭盖，关火后盛出煮好的粥即可。

做 法

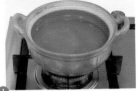

❶ 砂锅中注入适量清水，烧热。

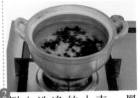

❷ 倒入洗净的小麦、黑豆，搅拌均匀。

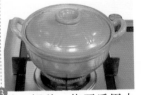

❸ 盖上锅盖，烧开后用小火煮约1小时，至食材熟透。

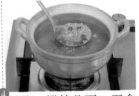

❹ 揭盖，搅拌几下，至食材混合均匀。

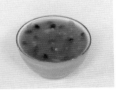

❺ 关火后盛出煮好的粥，装入碗中即可。

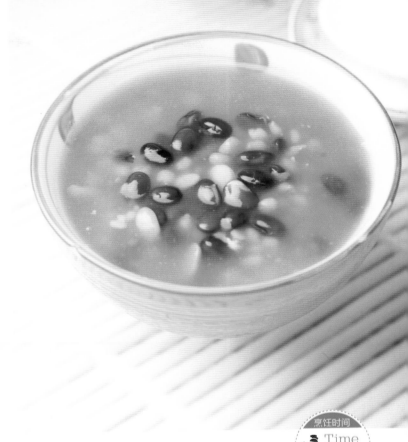

烹饪时间
Time
62分钟

黑豆小麦粥

◉难易度：★☆☆　◉功效：延缓脑衰老

原 料

水发小麦170克，水发黑豆85克

烹饪小提示

未用完的干黑豆可以放在密封的罐子里，将密封好的罐子放置在干燥、通风处保存。

红枣黑豆粥

●难易度：★☆☆　●功效：养颜

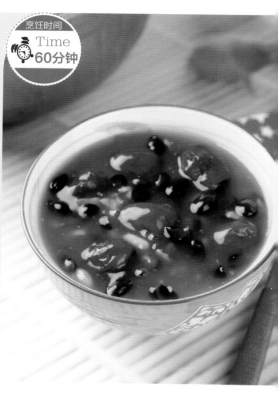

烹饪时间
Time
60分钟

🥬 原　料
水发黑豆100克，红枣10克

🥄 调　料
白糖适量

✍ 做　法
1.锅中注入清水烧开。2.倒入备好的黑豆、红枣，搅拌片刻。3.水烧开后盖上锅盖，用小火熬煮1个小时至熟软。4.掀开锅盖，放入少许白糖，持续搅拌片刻，使食材入味。5.关火，将煮好的粥盛出装入碗中即可。

🍳 烹饪小提示
黑豆一定要完全泡发开了，才能更好地析出营养成分。

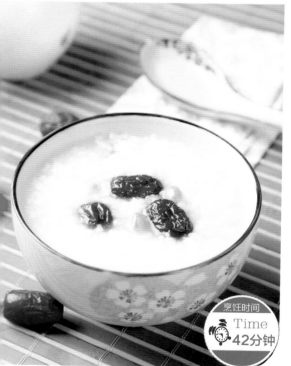

烹饪时间
Time
42分钟

黄豆红枣粥

●难易度：★☆☆　●功效：增强记忆力

🥬 原　料
水发大米350克，水发黄豆150克，红枣20克

🥄 调　料
白糖适量

✍ 做　法
1.砂锅注入适量的清水，倒入泡好的大米，放入黄豆、红枣。2.加盖，用大火煮开后转小火续煮40分钟至食材熟软。3.揭盖，加入适量的白糖，搅拌至白糖完全溶化。4.关火后盛出煮好的粥，装入备好的碗中即可。

做 法

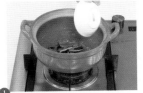

❶ 砂锅中注入适量清水烧开，倒入洗好的灵芝。

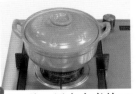

❷ 盖上盖，用中火煮约10分钟。

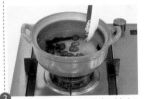

❸ 揭开盖，倒入洗好的红枣、大米。

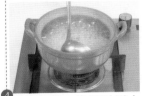

❹ 再盖上盖，烧开后用小火煮约30分钟至食材熟透，揭盖，搅拌均匀。

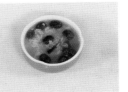

❺ 关火后盛出煮好的粥，装入碗中即可。

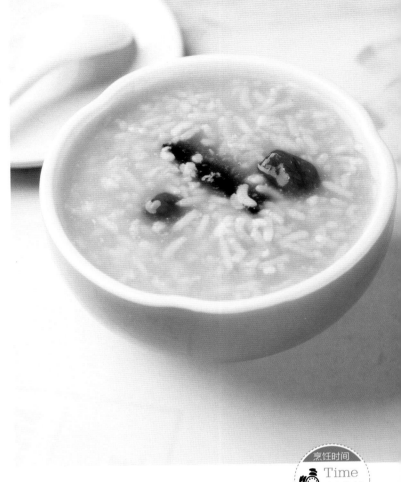

烹饪时间
Time
41分钟

红枣灵芝甜粥

◉难易度：★☆☆　◉功效：抗衰老

🍲 原 料

水发大米80克，红枣、灵芝各少许

🥄 烹饪小提示

将红枣放入清水中浸泡一会儿后再清洗，能够很容易地将红枣洗干净。

山药鸡丝粥

◉难易度：★ ☆ ☆　◉功效：排毒养颜

烹饪时间
Time
52分钟

🌱 原 料

水发大米120克，上海青25克，鸡胸肉65克，山药100克

🍯 调 料

盐3克，鸡粉2克，料酒3毫升，水淀粉、食用油各适量

⭕ 烹饪小提示

放入鸡肉时应选用大火拌煮，这样肉的口感才更好。

✏️ 做 法

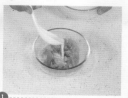

① 上海青切碎；山药切丁；鸡胸肉切丝，用盐、料酒、水淀粉、油腌渍。

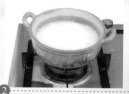

② 砂锅中注水烧热，倒入大米，大火烧开后改小火煮30分钟。

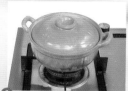

③ 倒入山药丁，拌匀，加盖，用小火煮约15分钟，至山药断生。

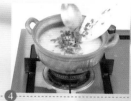

④ 揭盖，放入鸡肉丝、盐、鸡粉、上海青，拌匀，煮熟后盛出即成。

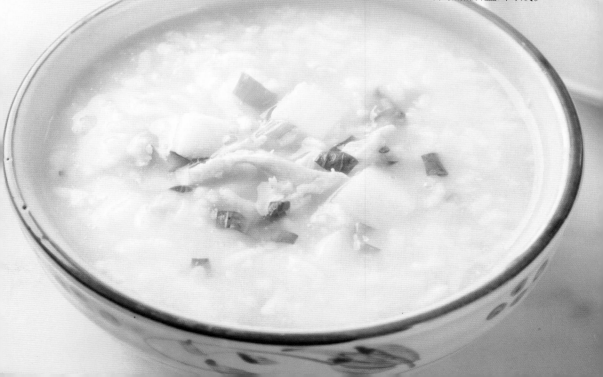

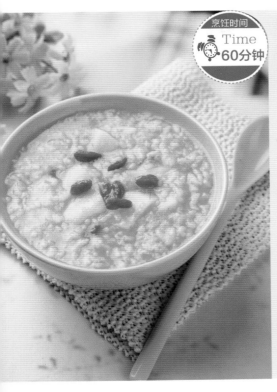

烹饪时间
Time
60分钟

红糖山药粥

●难易度：★★☆ ●功效：润肤祛燥

原料

大米80克，去皮山药150克，枸杞15克

调料

红糖30克

调法

1.洗净的山药切厚片，切粗条，改切小块。
2.砂锅中注入适量清水烧开，倒入大米，拌匀烧开，加入山药，拌匀。3.加盖，用大火煮开后转小火续煮1小时至食材熟软，揭盖，放入少许枸杞，拌匀，加入红糖，搅拌至溶化。
4.关火后加盖，焖5分钟至食材入味，揭盖，搅拌一下，盛出煮好的粥装在碗中，放上少许枸杞点缀即可。

人参枸杞粥

●难易度：★☆☆ ●功效：美容养颜

原料

水发大米170克，人参片、枸杞各少许

做法

1.砂锅中注入适量清水烧开，倒入洗好的大米，搅拌均匀。2.用大火煮开，倒入备好的人参片、枸杞，拌匀。3.盖上盖，用小火煮约40分钟至大米熟透。4.揭盖，关火后盛出煮好的粥，装入碗中即可。

🥄 烹饪小提示

干枸杞可先泡一下，使其变软，这样更易于析出药效。

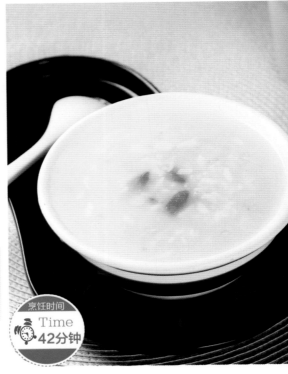

烹饪时间
Time
42分钟

桃仁红枣粥

◉难易度：★ ☆ ☆　◉功效：滋润皮肤

烹饪时间
Time
46分钟

🍳 原 料

水发大米180克，红枣20克，桃仁少许

🍲 烹饪小提示

可以先将红枣去核后再煮，这样食用时更方便。

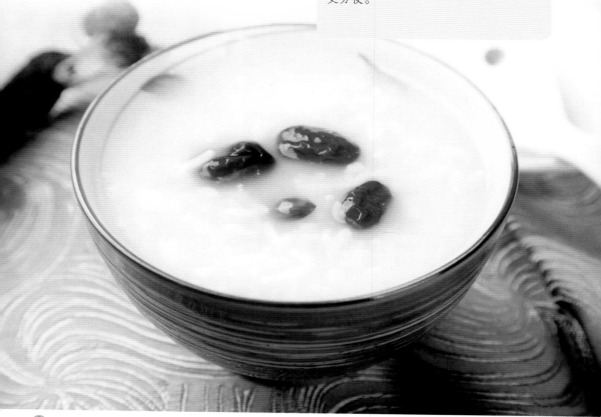

🍴 做 法

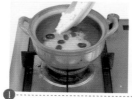
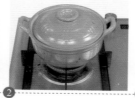
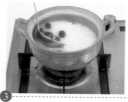
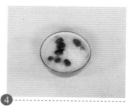

① 砂锅中注水烧热，放入红枣、桃仁，倒入大米，拌匀。

② 盖上盖，烧开后用小火煮约45分钟至大米熟透。

③ 揭开盖，搅拌几下。

④ 关火后盛出煮好的粥即可。

✔ 做 法

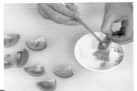

❶ 将洗好的西红柿切开，再切成小块，去皮，去籽，装盘待用。

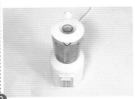

❷ 取榨汁机，倒入西红柿、温开水，选择"榨汁"功能，榨取汁水，倒入碗中。

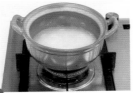

❸ 砂锅中注水烧开，倒入米碎，拌匀，盖上盖，烧开后用小火煮约20分钟至熟。

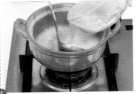

❹ 揭盖，倒入西红柿汁，搅拌均匀，加上盖，再用小火煮约5分钟。

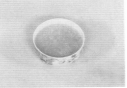

❺ 揭开盖，关火后将稀粥盛入碗中即可。

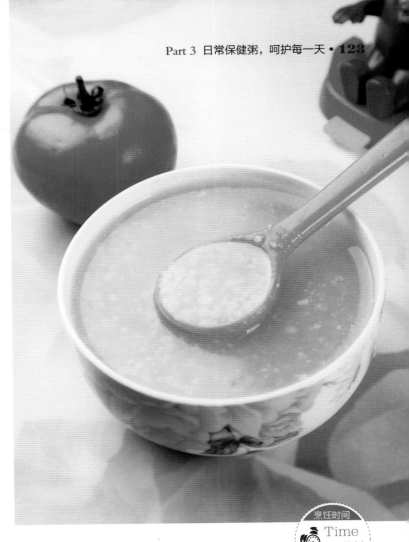

烹饪时间
Time
25分钟

西红柿稀粥

●难易度：★ ☆ ☆　●功效：美容抗皱

🥄 原 料

水发米碎100克，西红柿90克

◉ 烹饪小提示

西红柿不宜长时间高温加热，以免失去其营养，所以煮制的时间不宜过长。

山药杂粮嫩肤粥

●难易度：★★☆ ●功效：美容养颜

🥗 原料

山药100克，黑米100克，薏米100克，红枣5克，麦冬15克，莲子5颗

🧂 调料

冰糖15克

✅ 做法

1.将洗净去皮的山药切开，再切成小块状，泡在加有白醋的清水中。2.砂锅中注水烧开，倒入洗净的黑米、薏米以及去过心的莲子，盖上盖，烧开后用小火焖煮30分钟，至米粒变软。3.揭盖，倒入麦冬、去过核的红枣以及山药，搅匀，盖盖，用小火续煮约20分钟，至食材熟透。4.揭盖，加入冰糖，搅拌2分钟至冰糖溶化，关火后盛出即可。

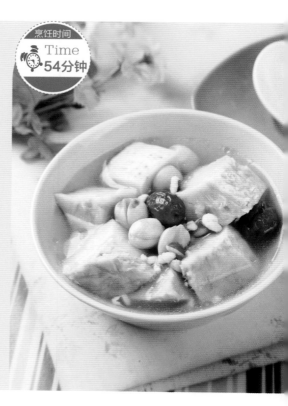

山药枸杞祛斑养颜粥

●难易度：★☆☆ ●功效：养颜美容

🥗 原料

山药60克，枸杞15克，粳米100克

🧂 调料

蜂蜜15克

✅ 做法

1.砂锅中注入适量清水，用大火烧开，再倒入洗净的粳米，盖上盖，转小火煮约40分钟，至米粒变软。2.揭盖，加入备好的山药块、枸杞。3.盖上盖子，续煮20分钟，至材料熟透。4.开盖，加入蜂蜜，搅拌均匀。5.关火后盛出煮好的粥，装在碗中即可。

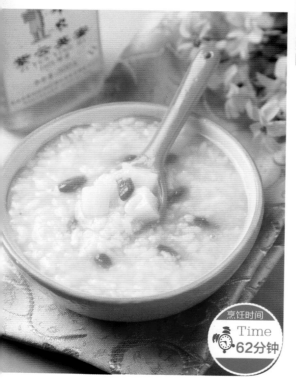

做 法

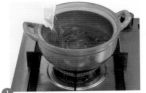

❶ 砂锅置于火上烧热，倒入洗好的酸枣仁，注入适量清水。

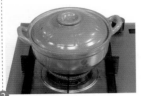

❷ 盖上锅盖，用中火煮20分钟。

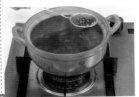

❸ 揭盖，捞出酸枣仁。

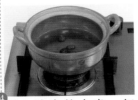

❹ 倒入洗净的小米、红枣，盖上盖，烧开后用小火煮40分钟。

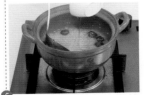

❺ 揭盖，倒入蜂蜜，搅拌匀，关火后盛出煮好的粥即可。

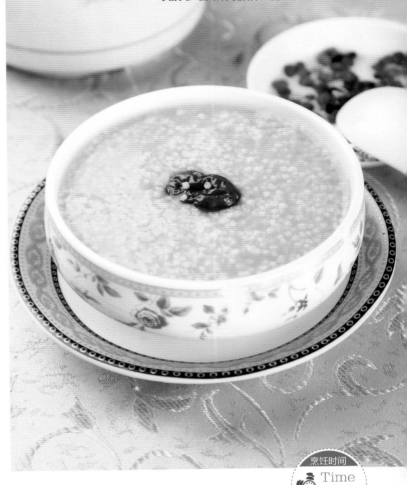

烹饪时间
Time
65分钟

枣仁蜂蜜小米粥

●难易度：★☆☆ ●功效：美白养颜

🍲 **原 料**

水发小米230克，红枣、酸枣仁各少许

📋 **调 料**

蜂蜜适量

💭 **烹饪小提示**

大米不要搓洗，否则会破坏表皮的维生素B_1，用水冲洗2~3遍即可。

果仁燕麦粥

◉难易度：★★☆ ◉功效：润肤美容

◯ 原 料

水发大米120克，燕麦85克，干果（核桃仁、巴旦木仁各35 克，腰果、葡萄干各20克）

烹饪时间
Time
31分钟

◯ 烹饪小提示

果仁会吸水，如果喜欢浓稠，可适量少放一些水。

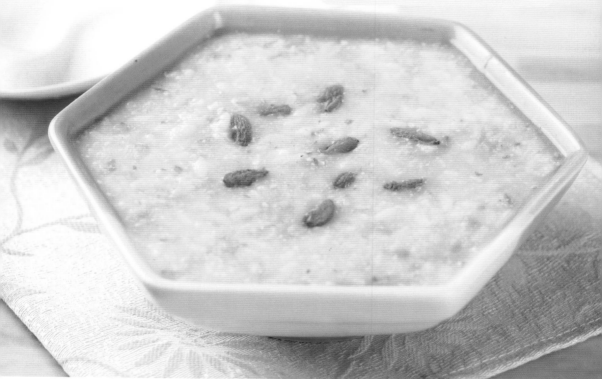

✎ 做 法

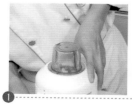

① 把干果放入榨汁机干磨杯中，磨成粉末状，倒出，待用。

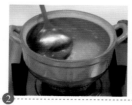

② 砂锅注水烧开，倒入大米、燕麦，拌匀，用小火煮30分钟。

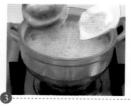

③ 倒入干果粉末，放入部分洗好的葡萄干，搅拌匀，略煮片刻。

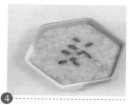

④ 把煮好的粥盛出，装入汤碗中，撒上剩余的葡萄干即可。

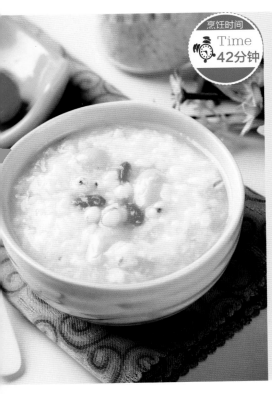

烹饪时间
Time
42分钟

白果薏米粥

◎难易度：★☆☆　◎功效：滋润皮肤

原料
水发薏米80克，水发大米80克，白果30克，枸杞3克

调料
盐3克

做法
1.砂锅中注入适量清水烧开，倒入薏米、大米，拌匀，加盖，大火烧开后转小火煮30分钟至米熟软。2.揭盖，放入白果、枸杞，拌匀。3.加盖，小火续煮10分钟至食材熟软。4.揭盖，加入盐，搅拌至入味。5.关火，将煮好的粥盛出，装入碗中即可。

白果二米粥

◎难易度：★☆☆　◎功效：美容养颜

原料
水发薏米40克，大米130克，白果50克

调料
盐2克

做法
1.砂锅中注入适量的清水，用大火烧开，倒入泡好的大米、薏米，用勺子搅拌均匀。2.加盖，用大火煮开后转小火续煮30分钟至食材熟软。3.揭盖，加入白果，拌匀，加盖，续煮10分钟至白果熟透，揭盖，加入盐，拌匀。4.关火后盛出煮好的粥，装碗即可。

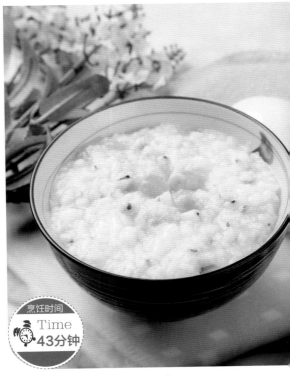

烹饪时间
Time
43分钟

玫瑰薏米粥

◉难易度：★★☆ ◉功效：美容养颜

⊕ 原 料

水发大米90克，水发薏米、水发小米各80克，玫瑰花6克

⊖ 调 料

红糖50克

烹饪时间
Time
31分钟

⊙ 烹饪小提示

红糖很容易化开，不宜选用大火，以免将其煮煳。

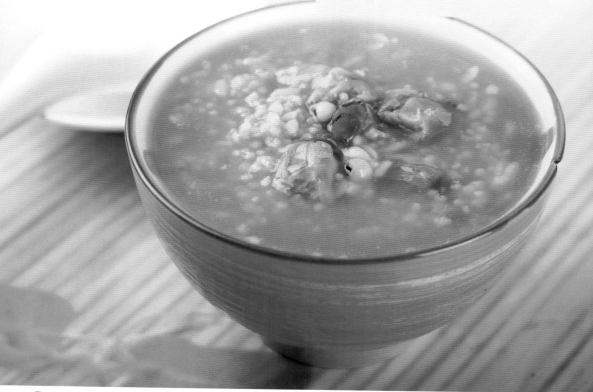

✎ 做 法

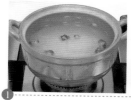

❶ 砂锅中注水烧开，放入玫瑰花、大米、薏米、小米，拌匀。

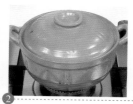

❷ 盖上盖，烧开后用小火煮约30分钟，至食材熟透。

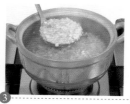

❸ 揭盖，倒入备好的红糖，拌匀，转中火，煮至糖分完全溶化。

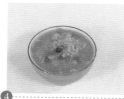

❹ 关火后盛出煮好的米粥，装入汤碗中即可。

做法

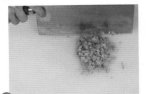

❶ 洗净的猕猴桃切去头尾，削去果皮，切开，去除硬芯，切成片，再切成碎末，备用。

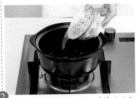

❷ 砂锅注水烧开，倒入洗净的薏米，拌匀。

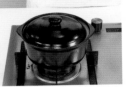

❸ 盖上锅盖，煮开后用小火煮约1小时，至薏米熟软。

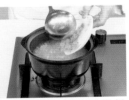

❹ 揭开锅盖，倒入猕猴桃末，加入少许冰糖，搅拌均匀，煮2分钟至冰糖完全溶化。

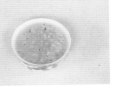

❺ 关火后盛出煮好的粥，装入碗中即可。

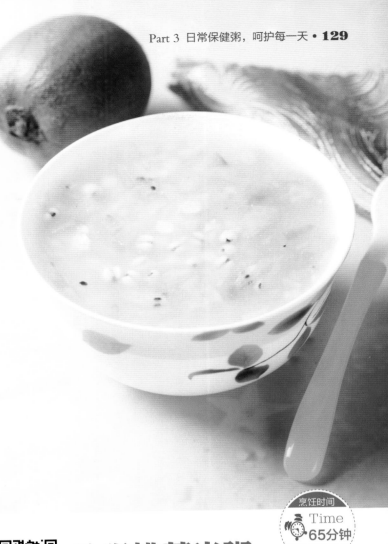

猕猴桃薏米粥

◉难易度：★☆☆ ◉功效：美白养颜

烹饪时间
Time
65分钟

🥕 **原 料**
水发薏米220克，猕猴桃40克

🧂 **调 料**
冰糖适量

😋 **烹饪小提示**

挑选薏米时，要选择粒大完整、结实，杂质及粉削少，有光泽的薏米。

美白薏米粥

◉难易度：★☆☆ ◉功效：美白

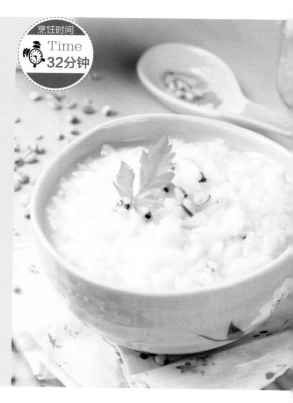

烹饪时间 Time 32分钟

🥄 原 料

水发大米250克，水发薏米100克

🥄 做 法

1.砂锅中注入适量清水，用大火烧开，倒入备好的大米、薏米。2.加盖，用小火煮30分钟至食材熟透。3.揭开盖，用勺子搅拌片刻至食材入味。4.关火后将煮好的粥盛出，装入碗中即可。

🥄 烹饪小提示

新米有股浓浓的清香味，而存放一年以上的陈米，只有米糠味，没有清香味。

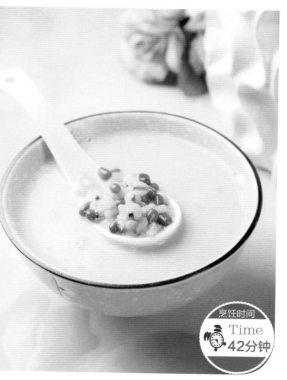

牛奶薏米红豆粥

◉难易度：★☆☆ ◉功效：排毒养颜

🥄 原 料

大米45克，薏米65克，红豆80克，牛奶120毫升

🥄 调 料

冰糖适量

🥄 做 法

1.砂锅中注入适量的清水，用大火烧热，倒入备好的红豆、薏米，拌匀，用大火略煮。2.放入洗好的大米，拌匀。3.盖上盖，烧开后用小火煮约40分钟至食材熟透。3.揭盖，倒入牛奶，拌匀，放入冰糖，拌匀，煮至溶化。4.关火后盛出煮好的粥即可。

烹饪时间 Time 42分钟

做 法

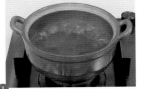

❶ 砂锅中注入适量清水，烧开。

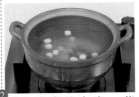

❷ 倒入洗净的大米、薏米、莲子、红豆，搅拌均匀。

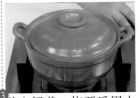

❸ 盖上锅盖，烧开后用小火煮约30分钟，至食材软烂。

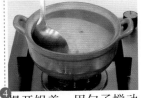

❹ 揭开锅盖，用勺子搅动片刻。

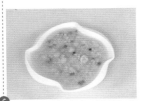

❺ 关火后将煮好的粥盛出，装入汤碗中即可。

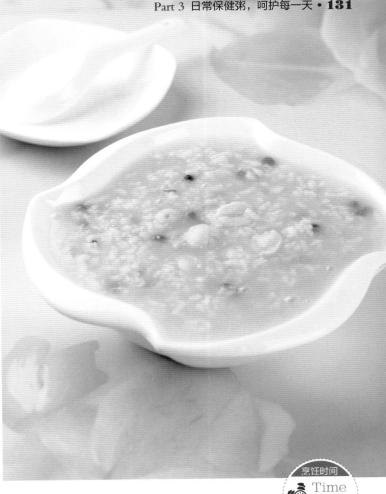

烹饪时间
Time
31分钟

薏米莲子红豆粥

◉难易度：★☆☆ ◉功效：降低血脂

🥄 原 料

水发大米100克，水发薏米90克，水发莲子70克，水发红豆70克

🥄 烹饪小提示

煮粥时，先用大火烧开再用小火慢熬，这样熬出的粥又香又糯，特别好喝。

健脑益智

鲈鱼西蓝花粥

◉难易度：★★☆ ◉功效：增强记忆力

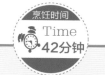

烹饪时间
Time
42分钟

🔄 原　料

水发大米120克，鲈鱼150克，西蓝花75克，枸杞少许

🥣 调　料

盐、鸡粉各2克，水淀粉适量

🔥 烹饪小提示

西蓝花比较脆，可以不用刀切，直接用手掰开。

🍴 做　法

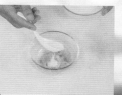
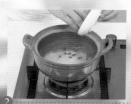
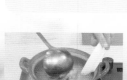
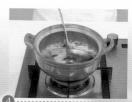

❶ 西蓝花洗净切朵；鲈鱼肉去骨，取肉切丝，用盐、鸡粉、水淀粉腌渍。

❷ 砂锅中注水烧开，倒入大米、枸杞，烧开后用小火煮30分钟。

❸ 倒入西蓝花，拌匀用小火续煮约10分钟至食材熟透。

❹ 放入鱼肉丝，搅拌匀，用大火煮熟，关火后盛出即可。

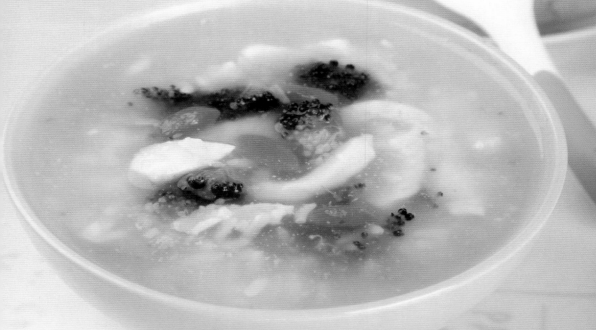

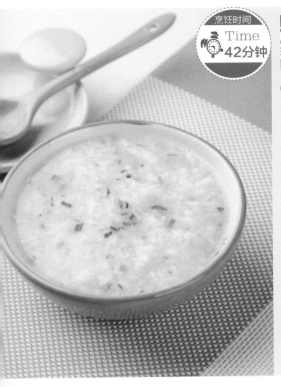

鳕鱼鸡蛋粥

◎难易度：★★☆ ◎功效：健脑益智

原 料

鳕鱼肉160克，土豆80克，上海青35克，水发大米100克，熟蛋黄20克

做 法

1.蒸锅上火烧开，放入洗好的鳕鱼肉、土豆，用中火蒸15分钟，取出放凉。2.洗净的上海青切去根部，切粒；熟蛋黄压碎；鳕鱼肉碾碎，去除鱼皮、鱼刺；土豆压成泥。3.砂锅中注水烧热，倒入洗净的大米，搅匀，盖上盖，烧开后用小火煮约20分钟至大米熟软。4.揭盖，倒入鳕鱼肉、土豆、蛋黄、上海青，拌匀，再盖上盖，用小火续煮约20分钟。5.揭开盖，拌至浓稠，关火后盛出即可。

金枪鱼南瓜粥

◎难易度：★☆☆ ◎功效：益智健脑

原 料

金枪鱼肉70克，南瓜40克，秀珍菇30克，水发大米100克

做 法

1.洗净去皮的南瓜切粒；洗净的秀珍菇切丝；洗净的金枪鱼肉切丁。2.砂锅中注水烧开，倒入洗净的大米，拌匀，烧开后转小火煮约10分钟。3.倒入金枪鱼肉、南瓜、秀珍菇，拌匀，用小火煮约25分钟至所有食材熟透。4.搅拌至粥浓稠即可。

烹饪小提示

熬煮此粥时，火候不要太大，否则南瓜会过于软烂，影响口感。

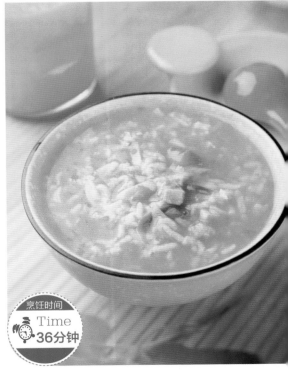

丹参桃仁粥

◎难易度：★ ☆ ☆　◎功效：健脑

烹饪时间
Time
31分钟

原 料
水发大米100克，丹参、桃仁各少许

调 料
白糖少许

烹饪小提示
桃仁可先用温水浸泡一会儿，这样更容易去除尖部。

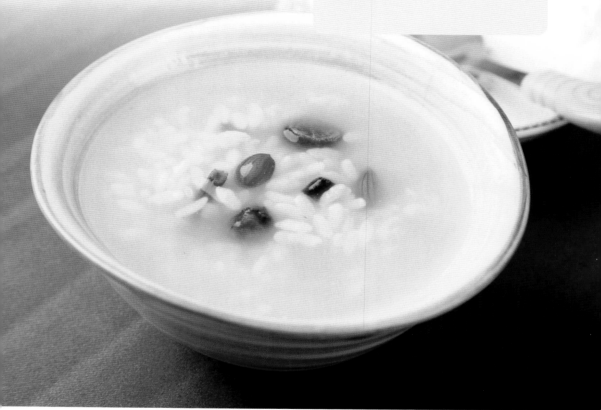

做 法

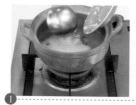

❶ 砂锅中注水烧热，放入丹参、桃仁，倒入洗净的大米，拌匀。

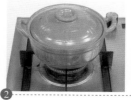

❷ 盖上盖，烧开后用小火煮约30分钟至熟。

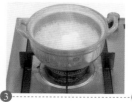

❸ 揭开盖，加入少许白糖拌匀，煮至溶化。

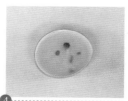

❹ 关火后盛出煮好的粥即可。

做 法

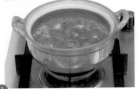

① 砂锅中注入适量清水，用大火烧开。

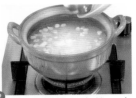

② 倒入洗好的玉米粒、大米，拌匀，放入洗净的百合，搅拌均匀。

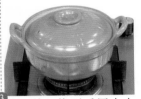

③ 盖上盖，烧开后用小火煮约30分钟至熟。

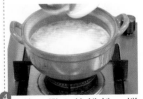

④ 揭盖，撒上核桃粉，搅拌均匀。

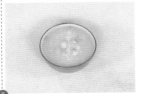

⑤ 关火后盛出煮好的粥，装入碗中即可。

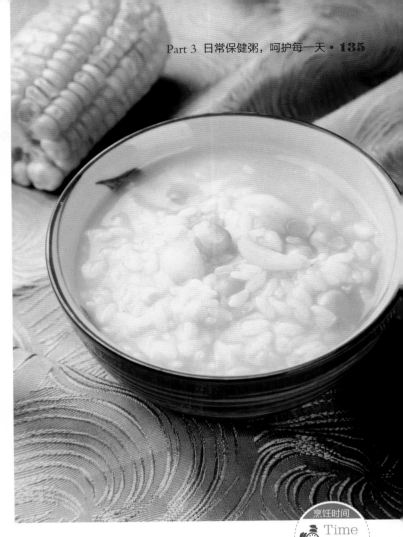

烹饪时间
Time
31分钟

核桃百合玉米粥

◉难易度：★☆☆ ◉功效：健脑益智

原 料

水发大米160克，核桃粉25克，鲜百合50克，玉米粒90克

烹饪小提示

鲜百合富含水分，所以水可以少放一些；但是水要一次性加足，中途不宜再加入水。

芝麻核桃薏米粥

⦿难易度：★☆☆ ⦿功效：健脑益智

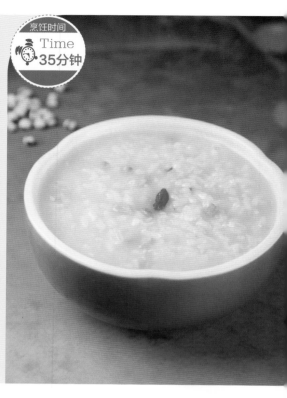

烹饪时间
Time
35分钟

原 料

水发大米110克，白芝麻15克，核桃仁30克，水发薏米40克

做 法

1.洗净的核桃仁切成碎丁。2.砂锅中注入适量清水烧开，倒入洗好的大米。3.再加入核桃仁、薏米、白芝麻，搅拌匀。4.盖上锅盖，用中火煮约35分钟至食材熟软。5.揭开锅盖，持续搅拌一会儿，盛出，装入碗中即可。

🍲 烹饪小提示

核桃仁可以碾成碎末再烹煮，这样会更容易入味。

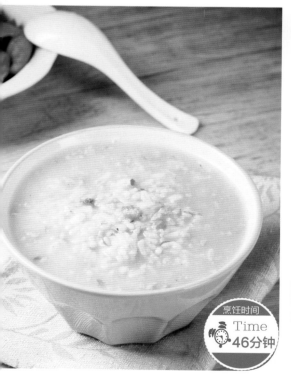

薏米核桃粥

⦿难易度：★☆☆ ⦿功效：增强记忆力

原 料

水发大米120克，薏米45克，核桃仁20克

做 法

1.砂锅中注入适量清水烧开，倒入备好的薏米、核桃碎。2.放入洗净的大米，拌匀。3.盖上盖，烧开后用小火煮约45分钟至食材熟透。4.揭开盖，搅拌几下。5.关火后盛出煮好的粥即可。

🍲 烹饪小提示

将核桃在清水中浸泡，用针挑出纹路中的脏物，再用牙刷反复清洗即可。

烹饪时间
Time
46分钟

做 法

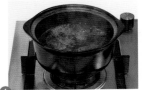

❶ 砂锅中注入适量清水，烧开。

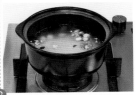

❷ 加入清洗干净的药材和核桃仁，放入洗净的大米，搅拌均匀。

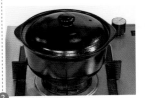

❸ 盖上盖，用小火煮30分钟至大米熟透。

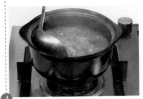

❹ 揭开盖，加少许盐，搅拌片刻至其入味。

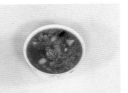

❺ 关火后盛出煮好的粥，装入碗中即可。

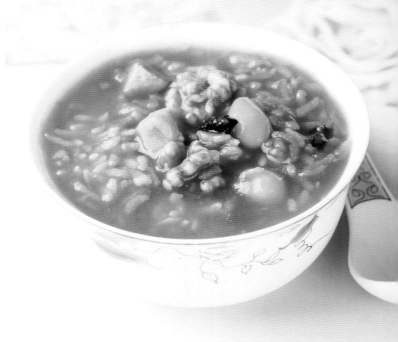

烹饪时间
Time
32分钟

核桃银杏粥

●难易度：★★☆ ●功效：益智健脑

🥣 原 料

核桃仁20克，银杏10克，人参5克，茯苓8克，水发大米100克

🥄 调 料

盐少许

🍲 烹饪小提示

粥煮好后加入少许盐，可使其口感更佳，如果喜欢甜食，则可以用白糖来代替盐，味道也很好。

调经止痛

荷叶郁金粥

◉难易度：★ ★ ☆　◉功效：舒筋通络

烹饪时间
Time
62分钟

◉ 原 料

荷叶15克，山楂干15克，大米200克，
郁金10克

◉ 调 料

冰糖少许

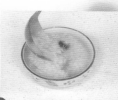

◉ 烹饪小提示

荷叶一般以叶大、完整、色绿、无斑点
者为佳。

◉ 做 法

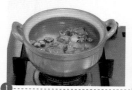

① 砂锅中注水，倒入洗
好的荷叶、山楂干、
郁金、大米，拌匀。

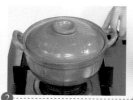

② 盖上锅盖，烧开后转
小火煮1小时，至食材
熟透。

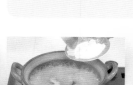

③ 揭盖，加入冰糖，拌
匀，煮至溶化。

④ 拣出荷叶，关火后盛
出煮好的粥，装入碗
中即可。

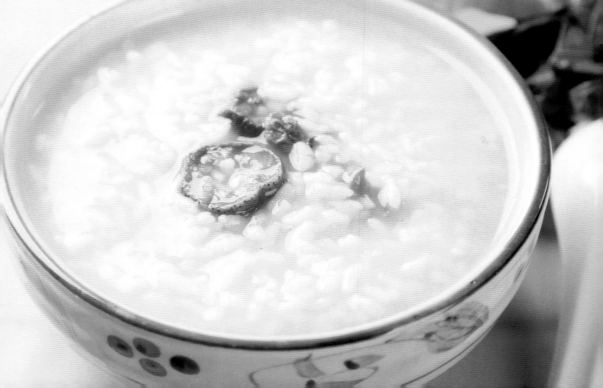

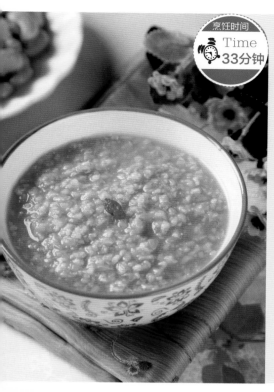

烹饪时间
Time
33分钟

大麦红糖粥

◉难易度：★☆☆ ◉功效：补血

🥄 原　料

大麦渣350克，红糖20克

🔪 做　法

1.砂锅注入适量的清水，倒入备好的大麦渣，搅拌均匀。2.加盖，用大火煮开后转小火续煮30分钟至熟软。3.揭盖，倒入红糖。4.用中火搅拌至溶化。5.关火后盛出煮好的粥，装碗即可。

🍲 烹饪小提示

大麦渣清洗次数不要过多，以免造成营养成分的大量流失。

调经玫瑰香粥

◉难易度：★☆☆ ◉功效：调经

🥄 原　料

大米100克，玫瑰花10克

🥡 调　料

冰糖15克

🔪 做　法

1.砂锅中注入适量的清水，用大火烧开，倒入泡好的大米，搅拌均匀，加盖，用大火煮开后转小火煮30分钟至熟。2.揭盖，加入洗好的玫瑰，拌匀，加盖，续煮20分钟至其食材入味。3.揭盖，加入冰糖，搅拌至溶化。4.关火后盛出煮好的粥，装碗即可。

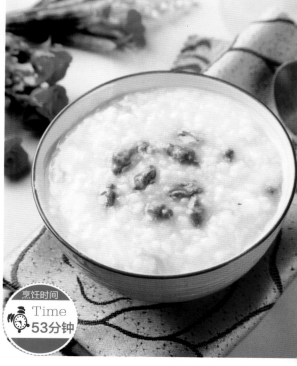

烹饪时间
Time
53分钟

当归黄芪红花粥

●难易度：★ ★ ☆　●功效：活血通经

烹饪时间
Time
52分钟

☻ 原 料

水发大米170克，黄芪、当归各15克，
红花、川芎各5克

☻ 调 料

盐、鸡粉各2克，鸡汁少许

☻ 烹饪小提示

捞出药材后最好等药汤沸腾后再倒入大
米，这样米粒的外形更饱满。

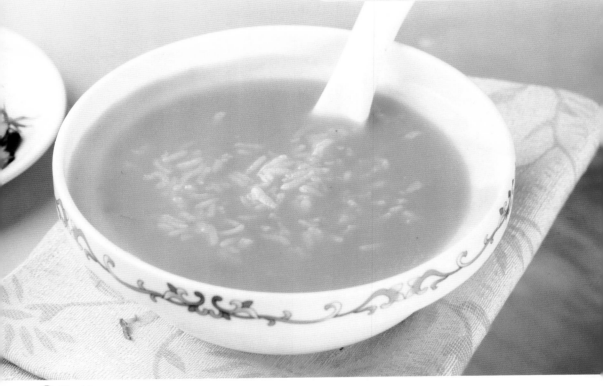

✏ 做 法

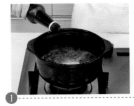

① 锅中注水烧开，放入
黄芪、当归、红花、川
芎、鸡汁，拌匀煮沸。

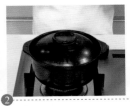

② 盖上盖，转小火煮20
分钟，至药材析出有
效成分。

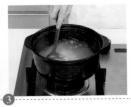

③ 揭盖，捞出药材，倒
入大米，拌匀，烧开
后用小火煮30分钟。

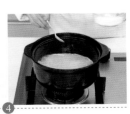

④ 加入盐、鸡粉，拌匀
调味，关火后盛出，
装入碗中即成。

✎ 做 法

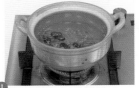

❶ 砂锅中注入适量清水，烧热，倒入备好的红花、红枣，拌匀，用大火煮沸。

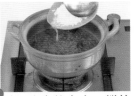

❷ 倒入洗净的大米，搅拌均匀。

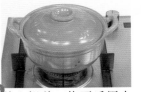

❸ 盖上锅盖，烧开后用小火煮约30分钟，至食材熟透。

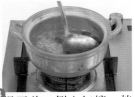

❹ 揭开盖，倒入红糖，拌匀，煮至溶化。

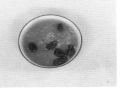

❺ 关火后盛出煮好的粥，装入碗中即可。

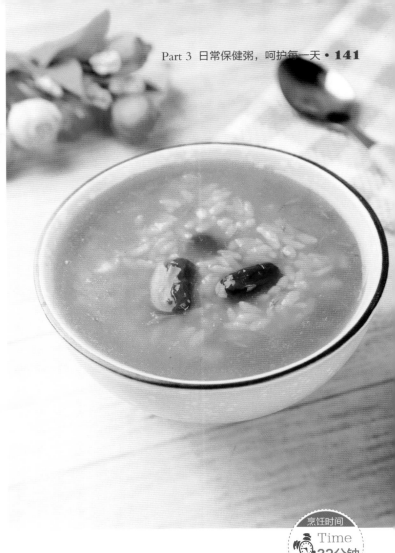

烹饪时间
⏱ Time
32分钟

红花红枣粥

◉难易度：★ ☆ ☆　◉功效：益气补血

🥩 原 料

水发大米100克，红枣15克，红花3克

🫙 调 料

红糖10克

⊙ 烹饪小提示

将红枣切开后再煮，可更易析出有效成分；将红枣核去除后再煮，食用时更方便。

红花白菊粥

◉难易度：★☆☆ ◉功效：清热止痛

◉ **原 料**

红花8克，菊花10克，水发大米150克

◉ **调 料**

白糖15克

◉ **做 法**

1.砂锅中注入适量清水烧开，倒入洗好的大米，搅拌匀，盖上盖，用小火煮30分钟，至大米熟透。2.揭开盖子，放入洗净的红花、菊花，用勺搅拌匀。3.盖上盖，用小火煮3分钟，至药材析出有效成分。4.揭盖，加入适量白糖，拌匀，煮至白糖溶化。5.关火后将煮好的粥盛出，装入碗中即可。

烹饪时间
Time
35分钟

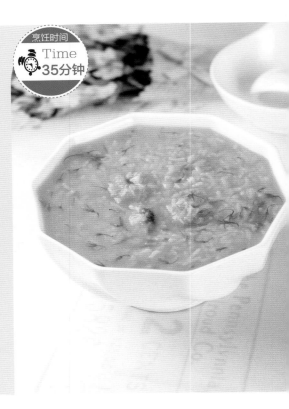

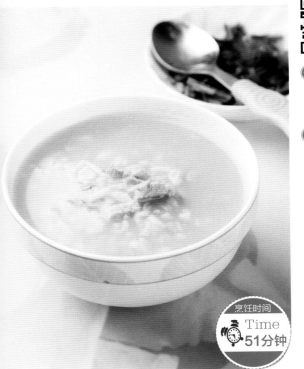

益母草瘦肉红米粥

◉难易度：★☆☆ ◉功效：调经

◉ **原 料**

水发大米120克，水发红米80克，猪瘦肉50克，益母草少许

◉ **做 法**

1.洗好的猪瘦肉切片，再切条形，改切成丁，待用。2.砂锅中注水烧开，倒入益母草，搅匀，盖上锅盖，烧开后用小火煮20分钟至其析出有效成分。3.揭开锅盖，捞出药材。4.再倒入瘦肉，搅拌匀，煮至变色，倒入红米、大米，搅拌均匀。5.盖上锅盖，烧开后用小火煮约30分钟至食材熟透，揭盖拌匀，关火盛出，装碗即可。

烹饪时间
Time
51分钟

✏ 做 法

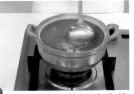

❶ 砂锅中注入适量清水烧开，放入洗好的红豆、大米，搅拌匀。

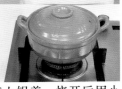

❷ 盖上锅盖，烧开后用小火煮约30分钟，至食材熟软。

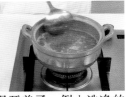

❸ 揭开盖子，倒入洗净的腰豆，加入洗好的枸杞，混合均匀。

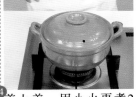

❹ 盖上盖，用小火再煮2分钟，至腰豆熟软。

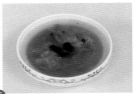

❺ 揭盖，盛出，装入汤碗中即可。

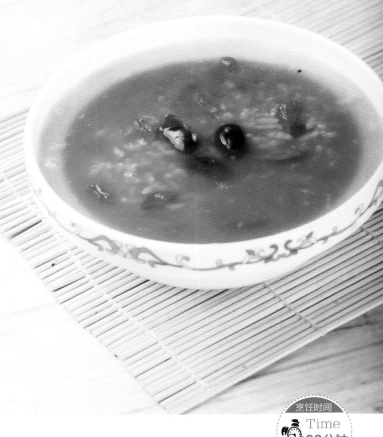

烹饪时间
Time
33分钟

腰豆红豆枸杞粥

◉难易度：★☆☆　◉功效：缓解经期不适

◎ 原料

腰豆150克，水发红豆90克，水发大米100克，枸杞15克

◉ 烹饪小提示

粥煲好略放凉后可添加少许蜂蜜，搅拌均匀后食用，口感会更佳。

茅根红豆粥

◉难易度：★ ☆ ☆　◉功效：促进血液循环

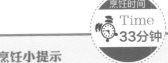

烹饪时间
Time
33分钟

◉ **原 料**

| 水发大米150克，水发红豆90克，茅根
| 50克

◉ **调 料**

| 白糖25克

◉ **烹饪小提示**

可将茅根捆好后再放入锅中，这样更方
便捞出。

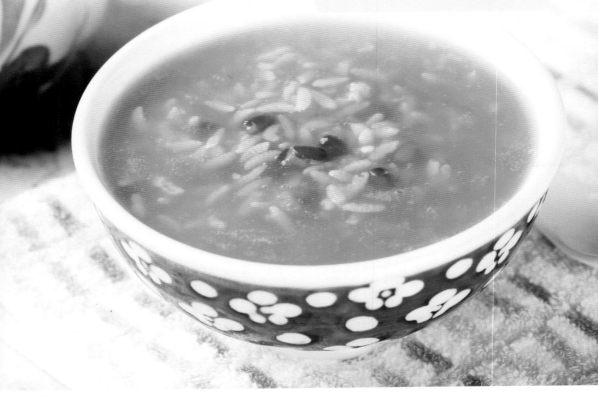

✍ **做 法**

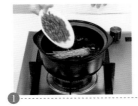

1 砂锅注水烧开，放入
洗净的茅根、红豆，
用小火煮15分钟。

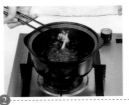

2 从砂锅中取出茅根。

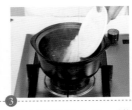

3 倒入洗净的大米，搅
拌匀，用小火煮约30
分钟至食材熟透。

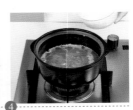

4 放入白糖，拌匀，煮
至其溶化，关火后盛
出，装入碗中即可。

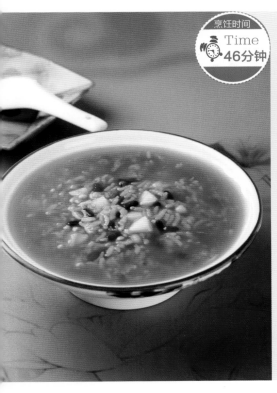

山药薏米红豆粥

◉难易度：★★☆ ◉功效：降低血压

烹饪时间 Time 46分钟

🦃 原 料

水发薏米100克，水发红豆50克，水发大米130克，山药90克

🍯 调 料

冰糖40克

📝 做 法

1.洗净去皮的山药切丁。2.砂锅中注水烧开，倒入洗好的大米，搅拌匀，放入洗净的薏米、红豆，拌匀，盖上盖，用小火煮20分钟。3.揭开盖，放入山药丁，拌匀，盖上盖，用小火煮20分钟至熟。4.揭开盖，放入冰糖，拌匀，盖上盖，续煮5分钟，至冰糖溶化。5.揭盖，搅匀调味，盛出装碗即可。

玫瑰红豆红米粥

◉难易度：★☆☆ ◉功效：益气补血

🦃 原 料

水发红米165克，水发红豆75克，红枣30克，玫瑰花少许

🍯 调 料

红糖20克

📝 做 法

1.将洗净的红枣切开，去核，果肉切粗丝。2.砂锅中注水烧开，放入洗净的红豆，盖上盖，用中火煮约15分钟，至其变软。3.揭盖，倒入洗净的红米、红枣，拌匀，再盖上盖，用小火煮约1小时，至食材熟透。4.揭盖，撒上洗净的玫瑰花，拌匀，加红糖拌匀，用中火煮至溶化。5.关火后盛出，装入碗中即成。

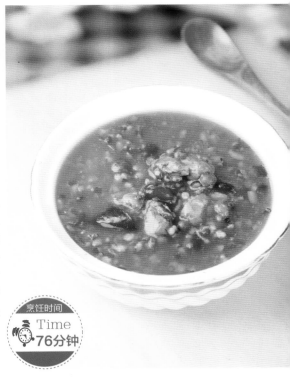

烹饪时间 Time 76分钟

缓解疲劳

小白菜洋葱牛肉粥

◎难易度：★★☆ ◎功效：安神助眠

烹饪时间
Time
25分钟

原 料

小白菜55克，洋葱60克，牛肉45克，水发大米85克，姜片、葱花各少许

调 料

盐2克，鸡粉2克

烹饪小提示

将刀放入水中泡一会儿再切洋葱，可避免刺激眼睛。

做 法

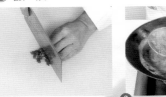
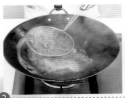
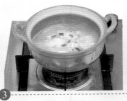
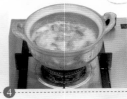

① 洗好的小白菜切段；洗净的洋葱切块；牛肉洗净切丁。

② 锅中注水烧开，倒入牛肉、料酒，煮至变色，捞出。

③ 砂锅中注水烧开，倒入牛肉、大米、姜片、洋葱，拌匀煮熟。

④ 倒入小白菜，拌匀，加入盐、鸡粉，拌匀，盛入碗中即可。

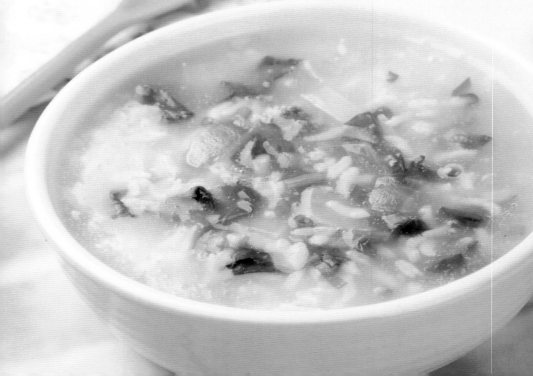

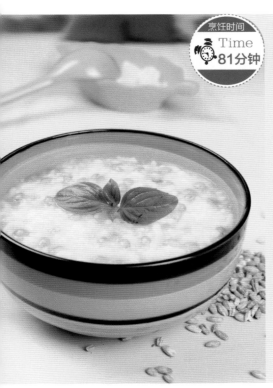

烹饪时间
Time
81分钟

小麦糯米粥

◉难易度：★ ☆ ☆　◉功效：安定精神

🥦 原　料

小麦100克，糯米100克

◎ 调　料

冰糖20克

🥄 做　法

1.砂锅中注入适量清水烧开。2.放入洗净的小麦和糯米，搅拌匀。3.盖上盖，烧开后转小火煮约80分钟，至食材熟透。4.揭盖，放入适量冰糖，搅拌匀，用中火煮至溶化。5.关火后盛出煮好的糯米粥，装在碗中即可。

🍳 烹饪小提示

小麦不易熟透，最好选择高压锅来煮，这样粥的口感会更好。

双米银耳粥

◉难易度：★ ☆ ☆　◉功效：恢复体力

🥦 原　料

水发小米120克，水发大米130克，水发银耳100克

🥄 做　法

1.洗好的银耳切去黄色根部，再切成小块，备用。2.砂锅中注水烧开，倒入洗净的大米，加入洗好的小米，搅匀，放入切好的银耳，继续搅拌匀。3.盖上盖，烧开后用小火煮30分钟，至食材熟透。4.揭开盖，把煮好的粥盛出，装入汤碗中即可。

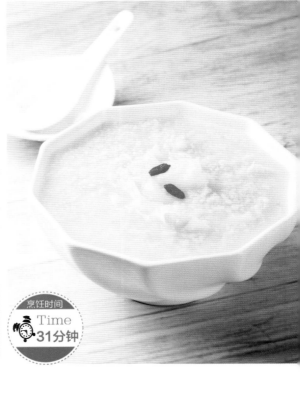

🍳 烹饪小提示

大米和小米是泡发好的，所以可以适当缩短烹饪时间。

烹饪时间
Time
31分钟

芡实莲子粥

◎难易度：★☆☆ ◎功效：滋补养心

烹饪时间
Time
41分钟

🍵 原 料

水发大米120克，水发莲子75克，水发芡实90克

☕ 烹饪小提示

莲子可保留莲子心，这样营养价值更高，效果会更佳。

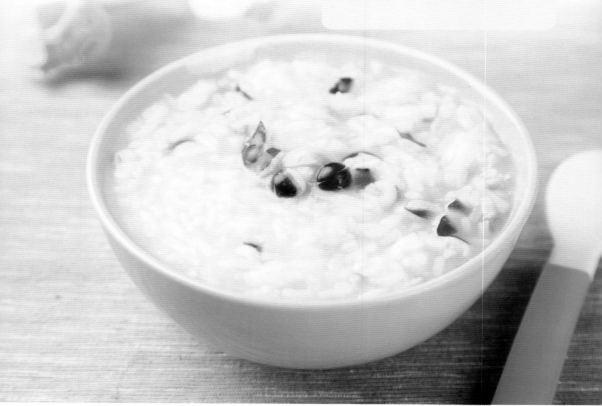

✅ 做 法

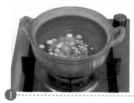

1 砂锅注水烧开，倒入芡实、莲子，烧开后用中火煮10分钟。

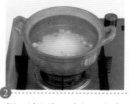

2 揭开锅盖，倒入洗净的大米，搅拌片刻。

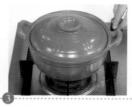

3 再盖上锅盖，用中火煮约30分钟至食材完全熟软。

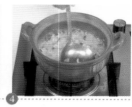

4 揭开锅盖，持续搅拌片刻，盛出，装入碗中即可。

✓ 做 法

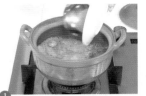

1 砂锅中注入适量清水，倒入洗好的小米，搅拌均匀。

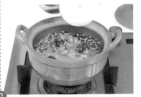

2 放入洗好的合欢花、红枣、菊花，拌匀。

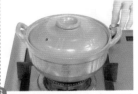

3 盖上盖，用大火煮开后转小火，续煮1小时至食材熟透。

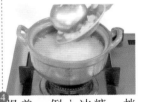

4 揭盖，倒入冰糖，拌匀，煮至溶化。

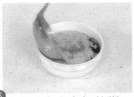

5 关火后盛出煮好的粥，装入碗中即可。

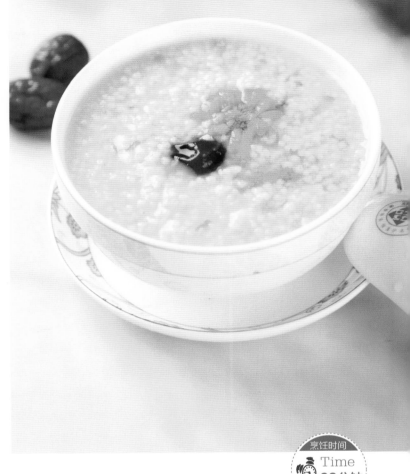

烹饪时间
Time
63分钟

合欢花小米粥

◉难易度：★☆☆　◉功效：解郁宁神

🍲 原 料
小米150克，红枣10克，菊花5克，合欢花5克

🥄 调 料
冰糖少许

◎ 烹饪小提示

制作这道粥时千万不要放碱，因为碱会破坏大米中的维生素 B_1，破坏这道粥的营养价值。

参芪桂圆粥

◉难易度：★★☆ ◉功效：益气补血

🥗 原 料

枸杞6克，黄芪10克，桂圆肉15克，党参15克，大米200克

✏️ 做 法

1.砂锅中注入适量清水，用大火烧热，放入党参、黄芪，拌匀，盖上盖，用大火煮10分钟至药材析出有效成分。2.揭盖，倒入洗好的大米，拌匀，盖上盖，用大火煮开后转小火煮40分钟至大米熟软。3.揭盖，倒入桂圆肉、枸杞，拌匀，盖上盖，用中火煮15分钟至食材熟透。4.揭盖，拣出黄芪，盛出煮好的粥，装入碗中即可。

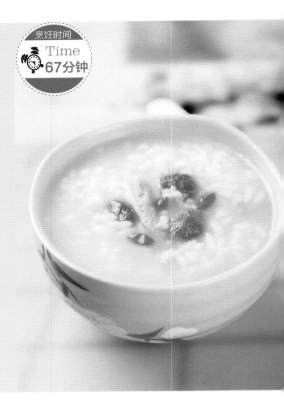

糙米桂圆甜粥

◉难易度：★☆☆ ◉功效：安神助眠

🥗 原 料

水发糙米100克，桂圆肉30克

🍶 调 料

冰糖20克

✏️ 做 法

1.锅中注入适量清水烧开，倒入洗净的桂圆肉。2.放入备好的糙米，搅拌一会儿，使米粒散开。3.盖上盖，烧开后用小火煮约65分钟，至食材熟透。4.揭盖，放入适量的冰糖，拌煮一会儿，至糖分完全溶化。5.关火后盛出煮好的桂圆甜粥，装在碗中即可。

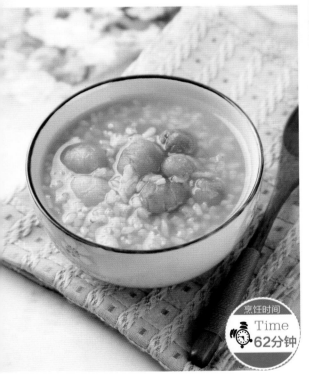

🖉 做 法

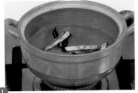

1 砂锅中注入适量清水烧开，放入洗净的灵芝，盖上盖，烧开后用小火煮约20分钟，至药材析出有效成分。

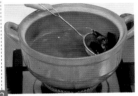

2 揭盖，捞出灵芝。

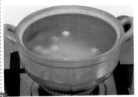

3 再倒入洗净的大米、莲子、百合，搅拌均匀，盖好锅盖，煮沸后用小火煮约30分钟，至米粒熟软。

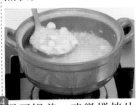

4 揭开锅盖，略微搅拌片刻，再用大火续煮一会儿，至米粒黏稠。

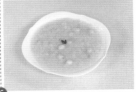

5 关火后盛出煮好的百合粥，装入汤碗中即成。

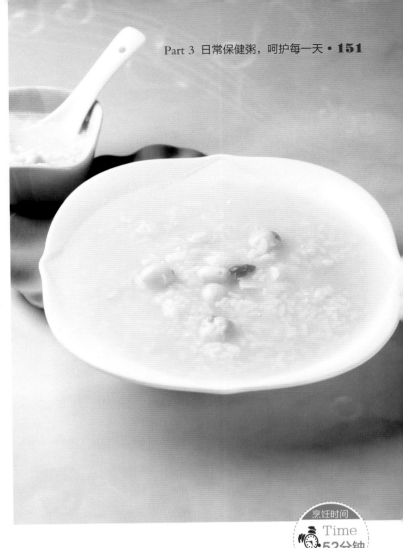

烹饪时间
Time
52分钟

灵芝莲子百合粥

◉难易度：★ ☆ ☆ ◉功效：补气安神

🍲 原 料

水发大米150克，水发莲子70克，鲜百合40克，灵芝20克

◯ 烹饪小提示

莲子煮粥时不宜去除莲心，以免降低食材的药性，影响这道粥的营养价值。

强发乌发

菊花核桃粥

◉难易度：★ ☆ ☆　◉功效：乌发

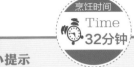

烹饪时间
Time
32分钟

◎ 原 料

水发大米95克，胡萝卜75克，核桃仁20
克，菊花10克，葱花少许

◎ 烹饪小提示

菊花煮的时间不宜过长，否则会破坏其
特有的香味。

◎ 做 法

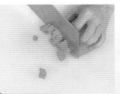

① 洗净去皮的胡萝卜切
片，再切条形，改切
成丁，备用。

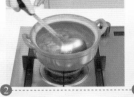

② 砂锅中注水烧开，倒
入胡萝卜、大米、核
桃仁，拌匀煮熟透。

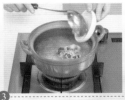

③ 倒入洗净的菊花，拌
匀，煮出香味，撒上
葱花，拌匀。

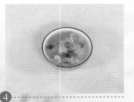

④ 关火后盛出煮好的粥
即可。

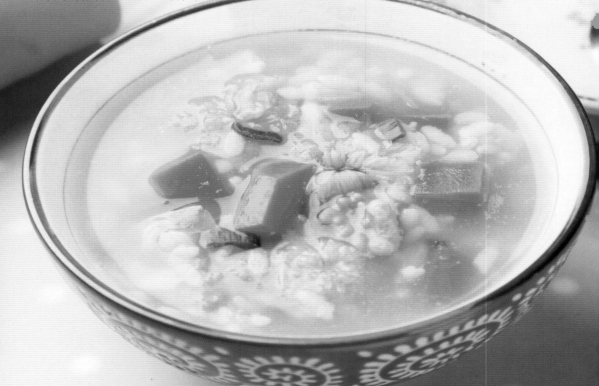

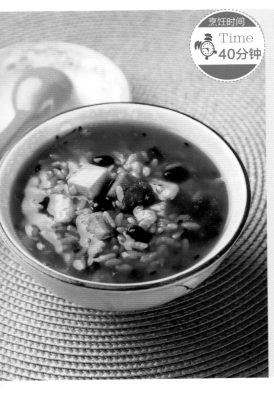

茯苓核桃粥

烹饪时间
Time
40分钟

◉难易度：★☆☆ ◎功效：乌发

原料

水发大米100克，水发黑豆60克，黑芝麻20克，核桃仁15克，茯苓30克

调料

红糖少许

做法

1.砂锅中注入适量清水，用大火烧开，倒入备好的黑豆、核桃仁、茯苓、黑芝麻。2.放入大米，搅拌均匀。3.盖上盖，烧开后用小火煮约40分钟至食材熟透。4.揭开盖，放入红糖，搅拌匀，煮至溶化。5.关火后盛出煮好的粥即可。

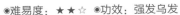

芝麻核桃仁粳米粥

◉难易度：★★☆ ◎功效：强发乌发

原料

黑芝麻15克，核桃仁30克，粳米120克

调料

白糖15克

做法

1.砂锅中注入适量的清水，用大火烧开，倒入泡好的粳米，拌匀。2.加盖，用大火煮开后转小火续煮30分钟至熟。3.揭盖，倒入黑芝麻、核桃仁，加入白糖，拌匀至白糖溶化。4.加盖，小火续煮10分钟至食材入味。5.关火后盛出煮好的粥，装碗即可食用。

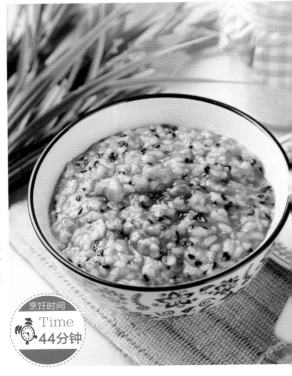

烹饪时间
Time
44分钟

黑芝麻核桃粥

◉难易度：★★☆ ◉功效：乌发

烹饪时间
Time
42分钟

◉ 原 料

黑芝麻15克，核桃仁30克，糙米120克

◉ 调 料

白糖6克

◉ 烹饪小提示

煮制此粥时，白糖不要放太多，以免成品过甜。

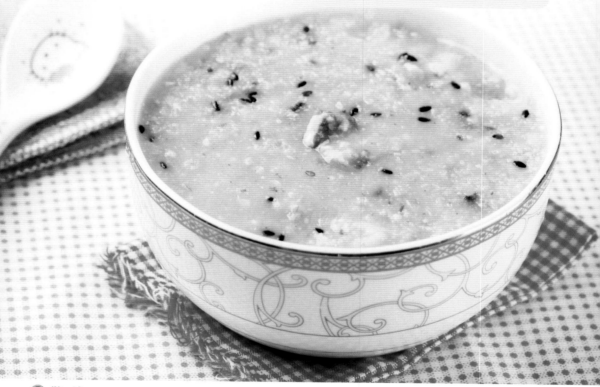

◉ 做 法

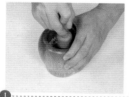

① 将核桃仁倒入木臼，压碎，倒入碗中。

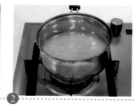

② 汤锅注水烧热，倒入洗净的糙米，烧开后用小火煮至熟软。

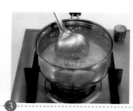

③ 倒入备好的核桃仁，拌匀，用小火煮10分钟至食材熟烂。

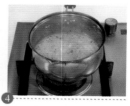

④ 放入黑芝麻，拌匀，加入白糖拌煮至溶化，盛入碗中即可。

◉ 做 法

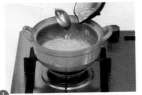

❶ 砂锅中注入适量清水烧开，倒入大米。

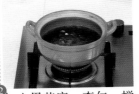

❷ 加入黑芝麻、杏仁，搅拌均匀。

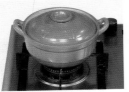

❸ 盖上锅盖，大火煮开之后转小火煮30分钟至食材熟软。

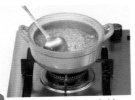

❹ 揭开锅盖，放入冰糖，拌匀。

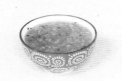

❺ 关火后盛出煮好的粥，装入碗中即可。

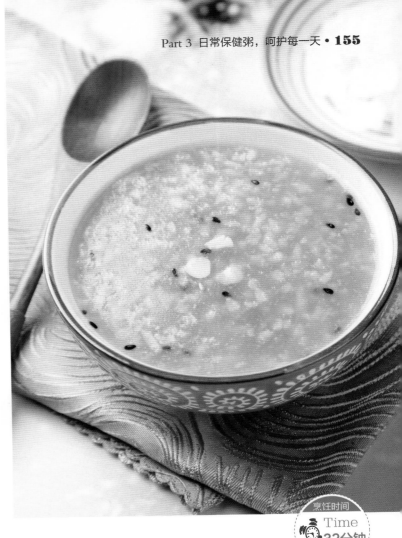

黑芝麻杏仁粥

◉难易度：★ ☆ ☆　◉功效：乌发

◉ 烹饪时间
Time
32分钟

◉ 原 料
水发大米100克，黑芝麻10克，杏仁12克

◉ 调料
冰糖25克

◉ 烹饪小提示
芝麻既小又轻，漂洗的时候容易随水流失掉，可以做一个布口袋，把芝麻全部装进去后冲洗干净。

黑芝麻牛奶粥

◉难易度：★☆☆ ◉功效：乌发养颜

烹饪时间
Time
34分钟

🍵 原 料

熟黑芝麻粉15克，大米500克，牛奶200毫升

🍯 调 料

白糖5克

🥄 做 法

1.砂锅中注入适量清水，倒入大米。2.加盖，用大火煮开后转小火续煮30分钟至大米熟软。3.揭盖，倒入牛奶，拌匀，加盖，用小火续煮2分钟至入味。4.揭盖，倒入黑芝麻粉，拌匀，加入白糖，拌匀，稍煮片刻。5.关火后盛出煮好的粥，装在碗中即可。

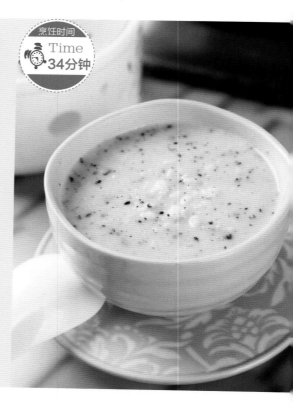

黑芝麻燕麦粥

◉难易度：★☆☆ ◉功效：乌发

🍵 原 料

燕麦片100克，黑芝麻粉30克，枸杞少许

🍯 调 料

白糖少许

🥄 做 法

1.砂锅中注入适量清水，用大火将其烧热，倒入备好的燕麦片、黑芝麻粉、枸杞，搅拌均匀。2.盖上盖，烧开后用小火煮约30分钟，煮至食材熟软。3.揭开盖，倒入白糖，拌匀，煮至溶化。4.关火后盛出煮好的燕麦粥即可。

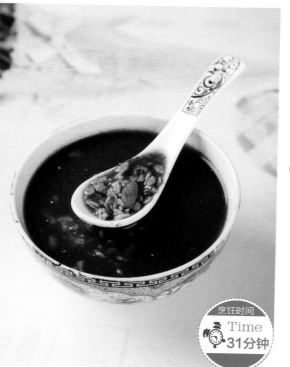

烹饪时间
Time
31分钟

✎ 做 法

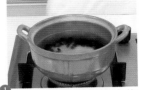

❶ 砂锅中注入适量清水烧开，倒入洗净的黑豆、糯米，搅拌均匀，

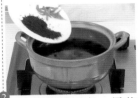

❷ 加入洗好的天冬、黑芝麻，拌匀。

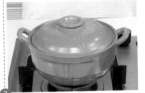

❸ 盖上盖子，用小火炖煮30分钟，至食材熟透。

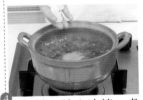

❹ 揭开盖，放入冰糖，煮至冰糖溶化，搅拌至粥的味道均匀。

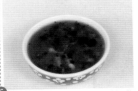

❺ 关火后将煮好的粥盛出，装入碗中即可。

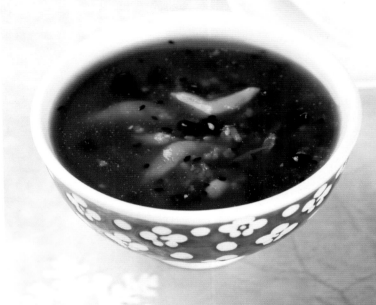

烹饪时间
Time
31分钟

天冬黑豆黑芝麻粥

◉难易度：★ ☆ ☆ ◉功效：乌发安神

◉ 原 料
天冬12克，黑芝麻10克，水发黑豆90克，水发糯米150克

◉ 调 料
冰糖30克

🍴 烹饪小提示
黑芝麻可以先放入炒锅中干炒一下再煮，这样黑芝麻的香味会使这道粥味道更好。

三黑乌发粥

◉难易度：★★☆ ◉功效：乌发

🖐 原 料
黑米50克，黑豆50克，制首乌10克

🧂 调 料
白糖20克

✍ 做 法
1.将制首乌放入锅中，加入适量水，盖盖，大火煮沸后转中火煮约10分钟，至材料析出有效成分。2.开盖，搅拌一下，关火后盛出制首乌汁，待用。3.另起锅注水烧开，加入黑米、黑豆，拌匀，盖上盖，大火烧开后转小火煮30分钟。4.开盖，倒入制首乌汁，搅拌至混合均匀，加盖，续煮20分钟至熟。5.开盖，加入白糖调味，搅拌至溶化，关火后盛出即可。

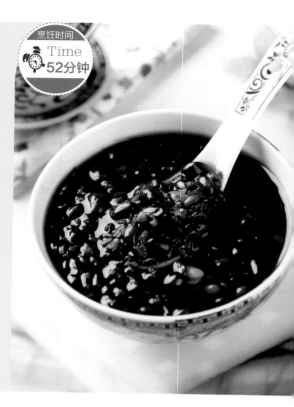

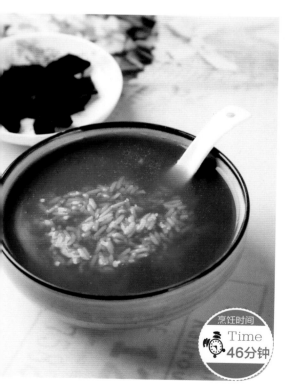

首乌灵芝糯米粥

◉难易度：★☆☆ ◉功效：乌发

🖐 原 料
水发糯米20克，首乌、灵芝各少许

🧂 调 料
盐2克

✍ 做 法
1.砂锅中注入适量清水烧开，倒入首乌、灵芝。2.加盖，大火煮开转小火煮约15分钟至析出有效成分。3.揭盖，捞出药材。4.倒入糯米，加盖，大火煮开转小火煮约30分钟至食材熟软。5.揭盖，加入少许盐，搅拌片刻至入味。6.关火后盛出煮好的糯米粥，装入碗中即可。

Part 4

不同人群营养粥，
关爱每一个家人

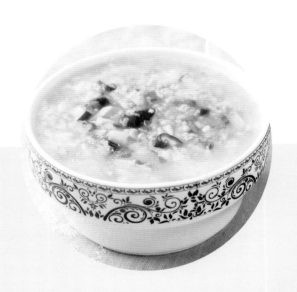

　　一碗热腾腾的粥，温暖的不仅是胃，还有家人的心。粥品老少皆宜，但是，不同的人群有其不同的身体特征，所需要的营养也不尽相同，所以，粥品虽好，同一种粥品却不是所有的人都适宜。不同的体质、不同的人群，适合不同的粥品，所以，这一章中，我们将为大家奉上不同人群的营养粥，无论是要孝敬爸妈，还是要温暖丈夫、妻子，或是关爱孩子，都可在本章中找到相应的营养粥品。最用心的粥品，献给用心关爱家人的你。

给爸爸的健康粥

猪血参芪粥

◉难易度：★★☆ ◉功效：清肠通便

烹饪时间
Time
53分钟

原料
猪血200克，黄芪、党参各15克，附子5克，红枣10克，水发大米80克，葱花少许

调料
盐2克，鸡粉3克，芝麻油少许，胡椒粉3克

烹饪小提示
猪血放入锅中煲煮的时间不可太久，否则容易煮老，影响口感。

做法

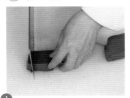
❶ 洗净的猪血切块。

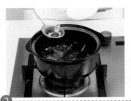
❷ 沸水锅倒入黄芪、附子、红枣、党参小火煮20分钟，捞出药材。

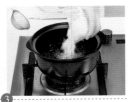
❸ 倒入洗好的大米，搅拌匀，用小火煮约30分钟至大米熟透。

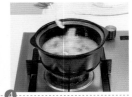
❹ 倒入猪血拌匀略煮，加鸡粉、盐调味，淋入芝麻油，加入适量胡椒粉，拌匀，装碗，撒上葱花即可。

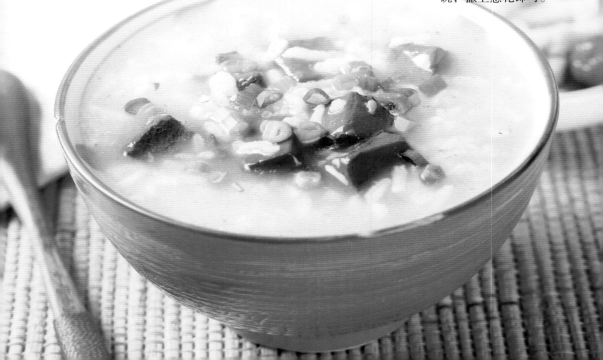

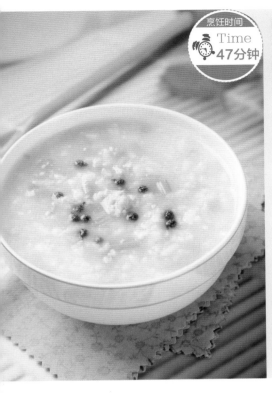

烹饪时间
Time
47分钟

花椒瘦肉粥

◎难易度：★☆☆ ◎功效：开胃消食

🐮 原 料

大米500克，芹菜粒30克，花椒15克，肉末40克

🍶 调 料

盐、鸡粉各1克

🥄 做 法

1.砂锅中注水，倒入大米，加盖，用大火煮开后转小火煮30分钟。2.揭盖，倒入肉末拌匀，续煮10分钟至熟。3.加入芹菜粒、花椒，放入盐、鸡粉，拌匀，煮5分钟至入味。4.拌匀，关火后盛出煮好的粥，装碗即可。

🍲 烹饪小提示

肉末可以事先用调料腌一下，味道会更好。

芝麻猪肝山楂粥

◎难易度：★★☆ ◎功效：抗衰老

🐮 原 料

猪肝150克，水发大米120克，山楂100克，水发花生米90克，白芝麻15克，葱花少许

🍶 调 料

盐、鸡粉各2克，水淀粉、食用油各适量

🥄 做 法

1.山楂洗净，去除头尾，去核切块；猪肝洗净切片，加盐、鸡粉、水淀粉拌匀，注油腌渍10分钟。2.砂锅中注水烧开，倒入洗净的大米、洗净的花生米搅散，加盖，煮沸后用小火煮30分钟。3.揭盖，倒入山楂、洗净的白芝麻拌匀，加盖，小火续煮15分钟。4.揭盖，放入猪肝煮至变色，加盐、鸡粉拌匀调味，中火煮至入味。5.关火后盛出装碗，撒上葱花即成。

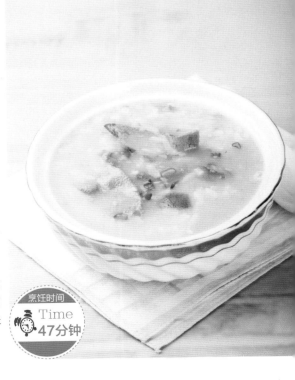

烹饪时间
Time
47分钟

牛肉南瓜粥

●难易度：★★☆ ●功效：补中益气

烹饪时间
Time
32分钟

🥘 原 料

水发大米90克，去皮南瓜85克，牛肉45克

🍲 烹饪小提示

牛肉一定要将其煮至熟透，否则不易咀嚼，口感不好，也影响消化。

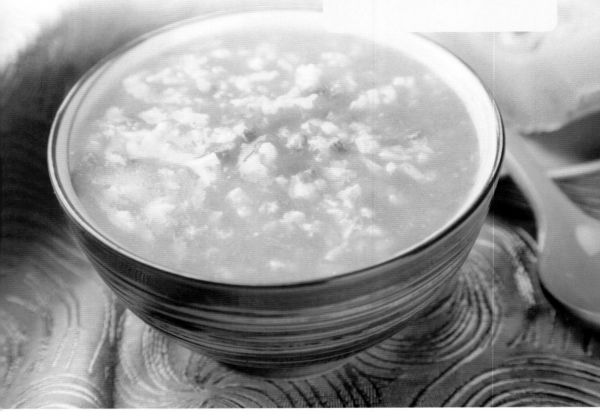

✍ 做 法

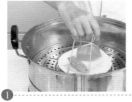 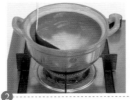 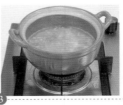 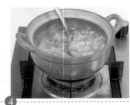

1 洗好的南瓜、牛肉蒸熟，取出放凉，牛肉切粒，南瓜剁碎。

2 砂锅注水烧开，倒入洗好的大米，加盖，烧开后小火煮10分钟。

3 揭盖，倒入牛肉、南瓜拌匀，加盖，煮20分钟至食材熟透。

4 揭盖，搅拌几下，至粥浓稠，关火后盛出，装碗即可。

做 法

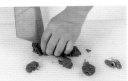

❶ 银耳洗净切块；鸡肝洗净切片。

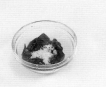

❷ 鸡肝装碗，加盐、鸡粉、姜丝、生粉、食用油拌匀，腌渍10分钟。

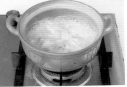

❸ 砂锅中注入适量清水烧开，放入大米、鸡肝、银耳，搅拌均匀后用大火煮开，再转小火煮约35分钟。

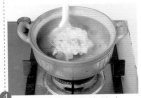

❹ 倒入枸杞，搅拌均匀，煮1分钟，加盐、鸡粉，拌匀调味，放入葱花，拌匀。

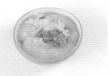

❺ 关火后盛出煮好的粥，装入碗中即可。

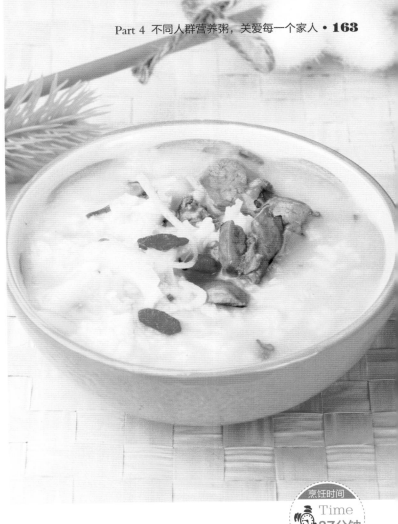

烹饪时间
Time
37分钟

银耳鸡肝粥

◉难易度：★★☆ ◉功效：保护肝脏

原 料

水发大米150克，水发银耳100克，鸡肝150克，枸杞3克，姜丝、葱花各少许

调 料

盐2克，鸡粉3克，生粉、食用油各少许

烹饪小提示

新鲜的鸡肝要在清水中泡2小时以上，这样能去除其中的杂质，或者可以先放入沸水锅中焯一下水。

鲜虾粥

◉难易度：★☆☆ ◉功效：骨质增生

Time 33分钟 烹饪时间

🍲 原 料

基围虾200克，水发大米300克，姜丝各少许，葱花、姜丝各少许

🧂 调 料

料酒4毫升，盐、胡椒粉各2克，食用油少许

🍴 做 法

1. 处理好的虾切去虾须，切开背部，去除虾线。2. 砂锅中注入适量清水，大火烧热，倒入大米，搅拌片刻，盖上锅盖，大火烧开后转小火煮20分钟，至米粒熟软。3. 掀开锅盖，加入食用油，倒入虾、姜丝、盐、料酒、胡椒粉，搅匀调味，盖上锅盖，续煮2分钟至食材完全熟透、入味。4. 关火后揭开锅盖，搅拌均匀，盛出，装入碗中，撒上葱花即可。

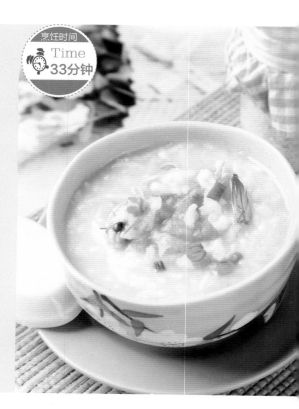

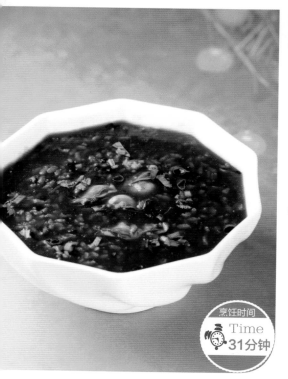

生蚝粥

◉难易度：★★☆ ◉功效：降低血压

🍲 原 料

水发紫米、水发大米各80克，生蚝肉100克，姜片、香菜末、葱花各少许

🧂 调 料

盐2克，鸡粉2克，料酒3毫升，胡椒粉2克，芝麻油2毫升

🍴 做 法

1. 生蚝肉洗净装碗，放入姜片、盐、鸡粉、料酒拌匀，腌渍10分钟。2. 砂锅中注水烧开，倒入洗净的大米、紫米，搅拌匀，盖上盖，烧开后用小火煮30分钟，至食材熟透。3. 揭开盖，倒入腌渍好的生蚝肉，煮沸，加盐、鸡粉、胡椒粉、芝麻油搅匀调味。4. 将生蚝粥盛入汤碗中，撒上香菜末、葱花即可。

Time 31分钟 烹饪时间

✎ 做 法

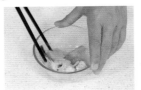

❶ 鲇鱼洗净，斜刀切片，加入盐、水淀粉，拌匀，腌渍一会儿。

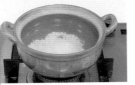

❷ 砂锅中注入适量清水，倒入大米，加盖，用大火煮开后转小火续煮30分钟至大米熟软。

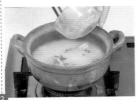

❸ 揭盖，搅拌一下，倒入枸杞、腌好的鱼片。

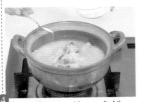

❹ 放入姜丝、盐、鸡粉，拌匀，稍煮3分钟，至粥入味。

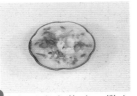

❺ 关火后盛出装碗，撒上香菜末点缀即可。

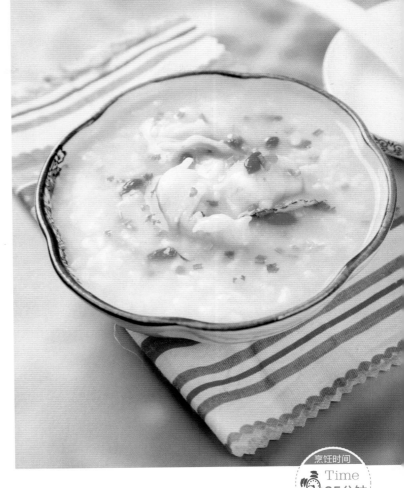

烹饪时间
Time
35分钟

香菜鲇鱼粥

◎难易度：★★☆ ◎功效：益气补血

🥣 原 料

鲇鱼200克，大米300克，姜丝、香菜末、枸杞各少许

🍴 调 料

盐2克，鸡粉1克，水淀粉少许

◎ 烹饪小提示

可以在煮好的粥里加入少许胡椒粉，更加开胃，此外，此粥还可以淋入少许芝麻油，可使粥味道更佳。

口蘑香菇粥

◎难易度：★★☆ ◎功效：增强免疫力

烹饪时间
Time
46分钟

🥦 原 料

鲜香菇40克，鸡肉末75克，口蘑60克，水发大米160克，葱花少许

🍲 调 料

盐2克，鸡粉2克，料酒4毫升，生抽3毫升，水淀粉、食用油适量

🍳 烹饪小提示

煲煮此粥时，口蘑和香菇都不宜煮得太久，以免破坏其营养。

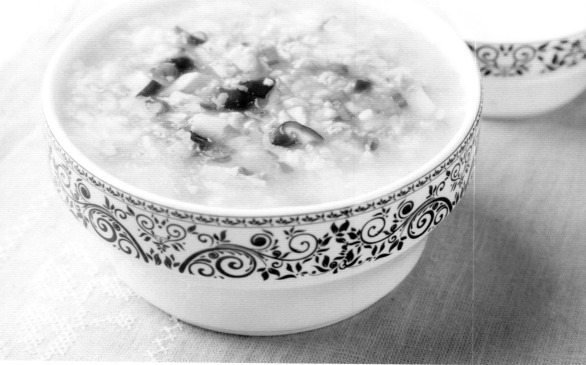

✍ 做 法

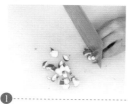

① 口蘑洗净切块；香菇洗净去蒂，切丁。

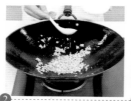

② 热油锅放入鸡肉，加料酒、盐、鸡粉、生抽、水淀粉炒匀盛出。

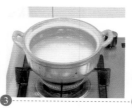

③ 砂锅注水烧热，倒入洗好的大米拌匀，烧开后小火煮30分钟。

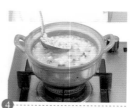

④ 加香菇、口蘑煮熟，加盐、鸡粉、肉末略煮盛出，撒上葱花即可。

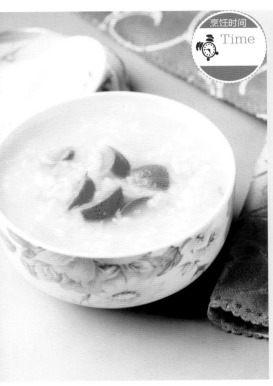

人参山楂粥

●难易度：★☆☆ ●功效：开胃滋补

◎ 原 料

水发大米150克，山楂60克，人参片10克

◎ 做 法

1.洗净的山楂切开，去核，切成小块，备用。2.砂锅中注入适量清水，用大火烧开，放入备好的山楂、人参片，再倒入洗好的大米，搅拌均匀。3.盖上锅盖，用小火煮约30分钟至其熟透。4.揭开锅盖，搅拌一会儿，盛出，装入碗中即可。

◎ 烹饪小提示

人参可先用凉水泡一会儿再煮，这样能更好地析出药性。

茯苓枸杞山药粥

●难易度：★☆☆ ●功效：养心润肺

◎ 原 料

山药150克，水发大米150克，茯苓8克，枸杞5克

◎ 调 料

红糖25克

◎ 做 法

1.洗净的山药切成丁状。2.砂锅中注入适量清水，大火烧开，倒入洗好的大米，放入茯苓，搅拌均匀，小火煮约30分钟至大米熟软。3.揭开锅盖，放入枸杞，搅拌均匀，放入山药，搅匀，盖上锅盖，用小火续煮10分钟至粥浓稠。4.揭开锅盖，撇去浮沫，加红糖，拌匀调味，关火后盛出，装入碗中即可。

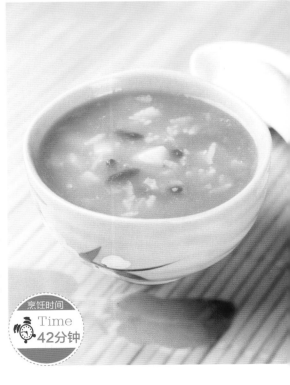

Time 42分钟

鹿茸小米粥

◎难易度：★☆☆　◎功效：保肝护肾

烹饪时间
Time
62分钟

🐄 原　料
水发大米150克，水发小米100克，鹿茸7克，党参15克

🥄 调　料
红糖40克

🔘 烹饪小提示
煮制此粥时，还可以将鹿茸研成碎末后再煮粥，这样更易于使其充分析出有效成分。

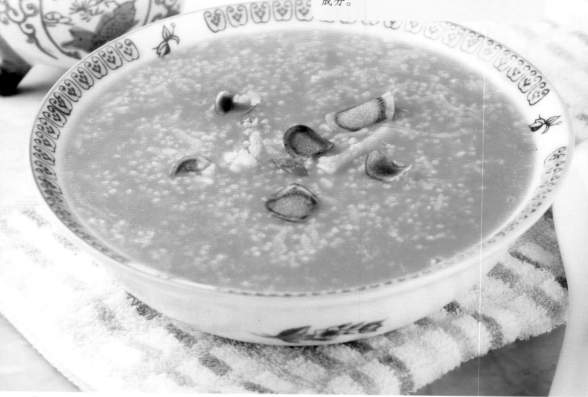

🥄 做　法

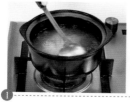

1　砂锅中注水烧开，放入党参、鹿茸，倒入洗净的大米、小米。

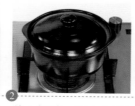

2　盖上锅盖，用小火煮1小时至食材熟透。

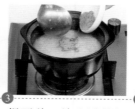

3　揭开盖，放入适量红糖，搅拌均匀，略煮片刻至红糖溶化。

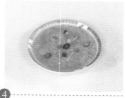

4　关火后把煮好的粥盛出，装入碗中即可。

做 法

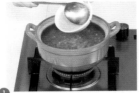

❶ 砂锅中注水烧开，倒入泡好的小米，加入食用油，拌匀。

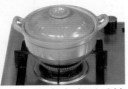

❷ 加盖，用大火煮开后转小火续煮30分钟至小米熟软。

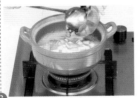

❸ 揭盖，倒入洗净切好的平菇，放入洗净切好的香菇，拌匀。

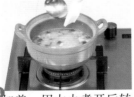

❹ 加盖，用大火煮开后转小火续煮10分钟至食材入味，揭盖，加入盐、鸡粉，拌匀。

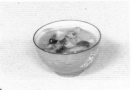

❺ 关火后盛出煮好的粥，装碗即可。

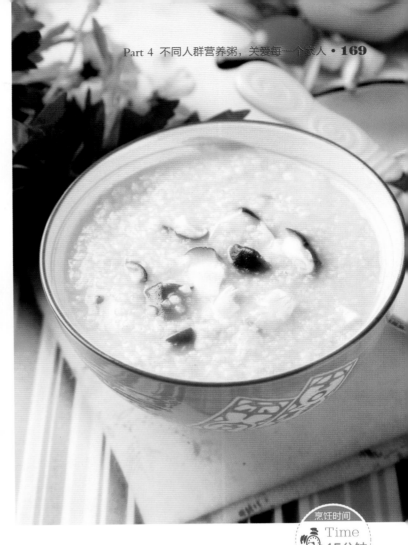

烹饪时间
Time
45分钟

杂菇小米粥

◉难易度：★☆☆ ◉功效：延缓衰老

原 料

平菇50克，香菇（干）20克，小米80克

调 料

盐、鸡粉各2克，食用油5毫升

烹饪小提示

香菇需要先用清水泡发，泡香菇的水可以加入砂锅中一起煮制，这样煮出来的粥味道更好。

香芋紫米粥

◎难易度：★☆☆　◎功效：明目活血

🍳 原 料
香芋100克，水发紫米100克

🍯 调 料
白糖15克

🥄 做 法
1. 砂锅中注入适量清水烧开，倒入水发紫米，拌匀，加盖，大火煮开之后转小火煮30分钟至紫米熟透。2. 揭盖，放入切好的香芋，拌匀，加盖，大火煮开转小火煮20分钟至食材熟软。3. 揭盖，倒入白糖，搅拌均匀。4. 关火后，将煮好的粥盛出，装入碗中即可。

🍲 烹饪小提示
紫米先泡发后再煮，这样更易煮熟。

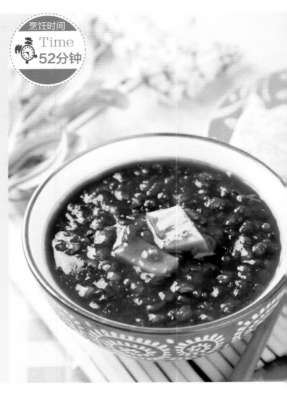

黑豆糯米粥

◎难易度：★☆☆　◎功效：益气补血

🍳 原 料
水发黑豆200克，水发糯米250克

🍯 调 料
红糖30克

🥄 做 法
1. 砂锅中注入适量清水，倒入糯米、黑豆，拌匀。2. 加盖，大火煮开后转小火煮40分钟至食材熟透。3. 揭盖，加入红糖。4. 稍煮片刻至红糖溶化。5. 关火，盛出煮好的粥，装入碗中即可。

🍲 烹饪小提示
黑豆事先需浸泡2小时以上，这样才更容易煮熟；另外，黑豆要煮熟才能吃。

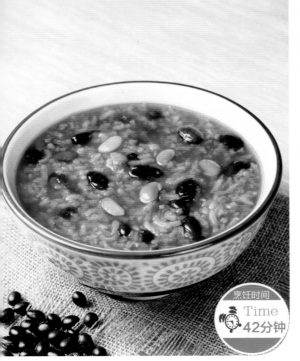

烹饪时间
Time
42分钟

✎ 做 法

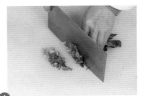

❶ 洗净的芥菜切成碎末，备用。

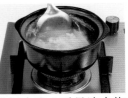

❷ 砂锅中注入适量清水烧开，倒入洗好的黄豆、大米，搅拌均匀，盖上盖，用小火煲煮约40分钟至食材熟透。

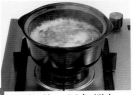

❸ 揭开锅盖，用勺搅匀，倒入切好的芥菜，拌煮至软。

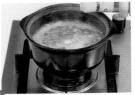

❹ 放入少许盐、鸡粉、芝麻油，搅拌均匀，煮至入味。

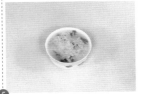

❺ 关火后盛出煮好的粥，装入碗中即可。

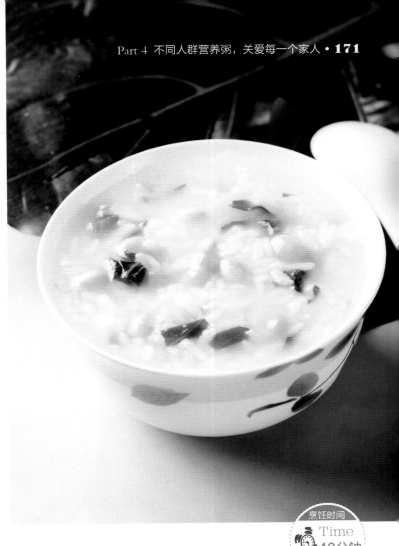

烹饪时间
Time
40分钟

芥菜黄豆粥

◉难易度：★☆☆ ◉功效：增强免疫力

◉ 原 料

水发黄豆100克，芥菜50克，水发大米80克

◉ 调 料

盐2克，鸡粉、芝麻油各少许

◉ 烹饪小提示

煮芥菜的时间不宜太长，以免芥菜营养成分流失。生黄豆含有不利健康的抗胰蛋白酶和凝血酶，所以黄豆不宜生食，夹生黄豆也不宜吃。

红米小麦红薯粥

◉难易度：★ ☆ ☆ ◉功效：保肝护肾

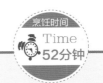
烹饪时间
Time
52分钟

🐂 原 料

水发红米180克，水发小麦140克，花生米80克，红薯75克

◉ 烹饪小提示

花生还可以碾碎了加入到粥中，口感更加香浓。

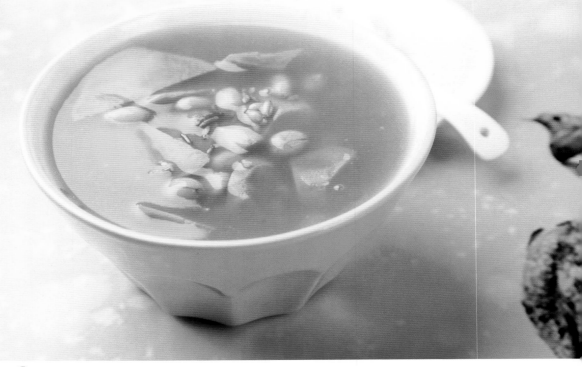

🥄 做 法

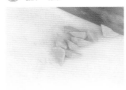
❶ 去皮洗净的红薯切滚刀块，备用。

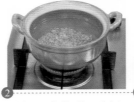
❷ 砂锅注水烧热，倒入洗净的小麦，加盖，烧开后小火煮20分钟。

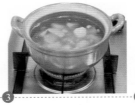
❸ 揭盖，倒入洗净的红米、花生米、红薯块，加盖，小火煮30分钟。

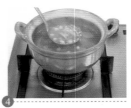
❹ 关火后揭盖，搅拌几下，盛出装碗即可。

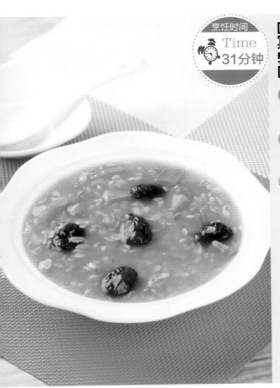

红枣南瓜麦片粥

◎难易度：★☆☆　◎功效：降低血压

原料

红枣20克，南瓜200克，燕麦片60克

调料

冰糖20克

做法

1.洗净的南瓜去皮，切丁。2.砂锅中注水烧开，放入洗净的红枣，加入燕麦片，搅拌匀，盖上盖，用小火煮25分钟。3.揭开盖，倒入去皮切好的南瓜拌匀，盖上盖，用小火再煮5分钟，至全部食材熟透。4.揭盖，用锅勺搅拌片刻，加入冰糖拌至溶化，关火后盛出，装入汤碗中即可。

安神补脑粥

◎难易度：★☆☆　◎功效：安神健脑

原料

水发大米170克，花生米75克，葡萄干35克，水发木耳50克，核桃仁、红枣各适量

调料

冰糖适量

做法

1.砂锅中注入适量清水，大火烧热，倒入洗净的大米，放入洗好的木耳，倒入花生米、核桃仁。2.加入葡萄干，放入洗净的红枣，搅拌均匀。3.盖上锅盖，烧开后用小火煮约40分钟，至食材熟透。4.揭开锅盖，加入适量冰糖，搅拌均匀，用中火煮至溶化。5.关火后盛出煮好的粥，装入碗中即成。

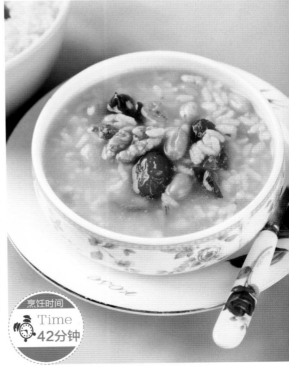

山药薏米桂圆粥

●难易度：★ ☆ ☆　●功效：益气补血

烹饪时间
Time
60分钟

🌏 原　料

鲜山药100克，薏米100克，粳米100克，桂圆肉15克

☕ 烹饪小提示

桂圆中的糖分很高，所以这道粥可以不加调料。

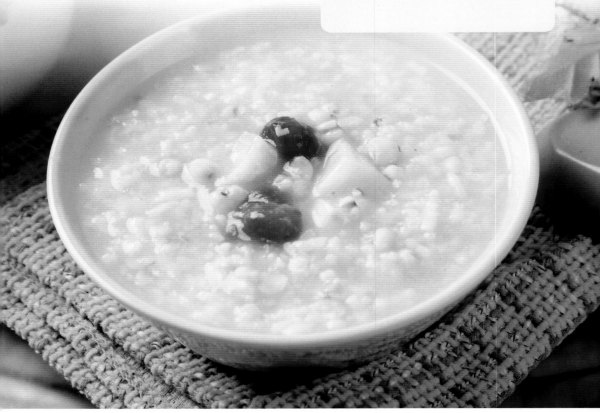

🥄 做　法

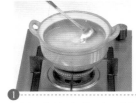
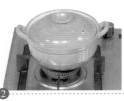
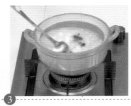
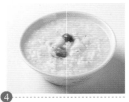

❶ 砂锅中注水烧开，倒入泡好的薏米、粳米，拌匀。

❷ 加盖，用大火煮开后转小火续煮40分钟至食材熟软。

❸ 揭盖，倒入切好的山药、桂圆肉拌匀，加盖，续煮20分钟。

❹ 揭盖，搅拌一下，关火后盛出装碗即可。

做 法

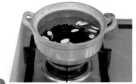

❶ 砂锅中注水烧热，倒入甘草、红豆、黑豆。

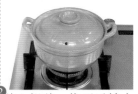

❷ 盖上锅盖，烧开后转小火煮30分钟。

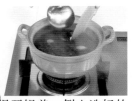

❸ 揭开锅盖，倒入洗好的大米、青豆，盖上锅盖，用小火煮50分钟至食材熟透。

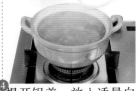

❹ 揭开锅盖，放入适量白糖，搅拌均匀，至食材入味。

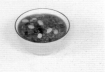

❺ 关火后将煮好的粥盛出，装入碗中即可。

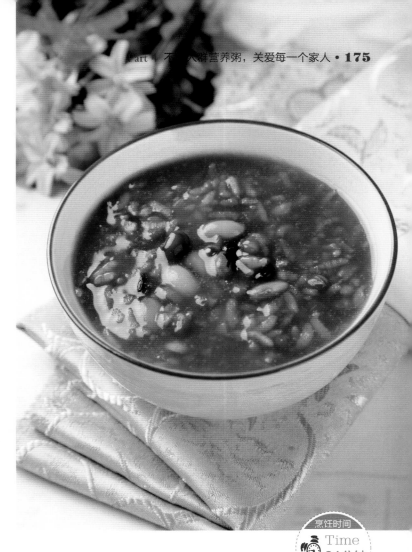

烹饪时间
Time
81分钟

三豆甘草粥

◉难易度：★☆☆ ◉功效：清热解毒

原 料

水发红豆80克，水发黑豆100克，水发大米150克，青豆15克，甘草5克

调 料

白糖适量

🍵 烹饪小提示

甘草可先用水冲走灰尘后再煮。此粥也可以先将甘草加适量清水煮至其有效成分析出，然后再用煮出的甘草水煮粥。

给妈妈的调养粥

鲜虾木耳芹菜粥

●难易度：★★☆ ●功效：降低血压

烹饪时间
Time
37分钟

🥄 原 料

水发大米100克，芹菜梗50克，虾仁45克，水发木耳35克，姜片少许

🍶 调 料

盐3克，鸡粉、水淀粉、芝麻油各适量

🍳 烹饪小提示

木耳泡开后用流水多冲洗几次，这样能有效去除附在其表面的杂质。

✍ 做 法

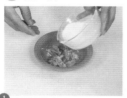

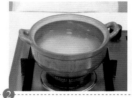

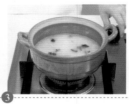

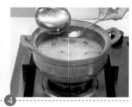

❶ 虾仁处理好，加盐、水淀粉腌渍；芹菜梗洗净切粒；木耳洗净切块。

❷ 砂锅注水烧开，倒入洗好的大米，加盖煮沸后用小火煮30分钟。

❸ 揭开锅盖，撒上姜片，放入虾仁、木耳，加盖，续煮5分钟。

❹ 揭盖，倒入芹菜，加盐、鸡粉、芝麻油拌煮片刻，盛出即成。

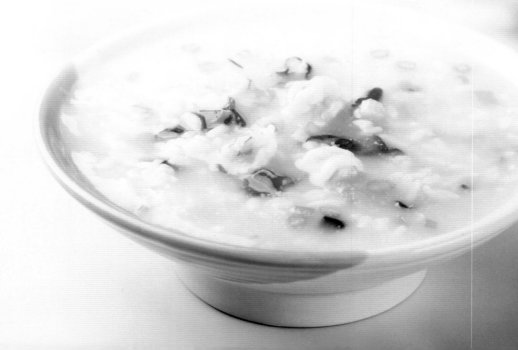

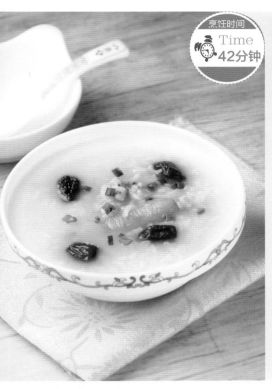

烹饪时间
Time
42分钟

人参鸡腿糯米粥

◎难易度：★★☆ ◎功效：安神助眠

原料

鸡腿1只，生晒参20克，红枣15克，水发糯米150克，姜片、葱花各少许

调料

盐3克，鸡粉3克，生粉8克，料酒4毫升，食用油适量

做法

1. 鸡腿洗净去骨，切块装碗，加盐、鸡粉、料酒、生粉拌匀，注油腌渍10分钟。2. 砂锅中注水烧开，倒入洗净的生晒参、红枣，盖上盖，用小火炖煮10分钟。3. 揭盖，倒入洗好的糯米，拌匀，加盖，用小火再炖煮30分钟至熟。4. 揭盖，放入姜片、鸡腿肉，拌匀，煮1分钟，加盐、鸡粉调味搅匀。5. 关火后盛出，装碗即可。

人参扁豆粥

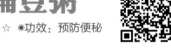

◎难易度：★☆☆ ◎功效：预防便秘

原料

水发扁豆60克，水发大米150克，人参片6克

做法

1. 砂锅中注入适量清水烧开，放入洗好的扁豆、大米。2. 倒入备好的人参片，搅匀。3. 盖上锅盖，烧开后转小火煮约30分钟至食材熟透。4. 揭开锅盖，搅拌一会儿。5. 关火后将煮好的粥盛出，装入碗中即可。

烹饪小提示

最好将扁豆完全泡发后再煮，这样味道会更好。

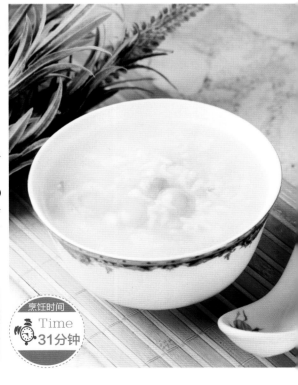

烹饪时间
Time
31分钟

人参百合粥

◎难易度：★☆☆ ◎功效：美容养颜

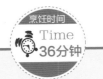

烹饪时间
Time
36分钟

◎ 原 料

水发大米160克，鲜百合40克，人参片5克

◎ 烹饪小提示

将鲜百合的鳞片剥下，撕去外层薄膜在沸水中浸泡一下，可除去苦涩味。

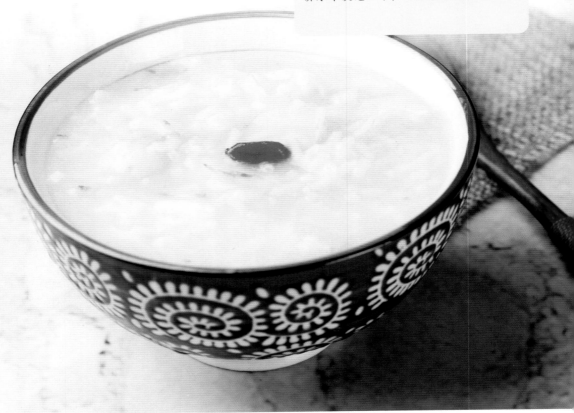

✎ 做 法

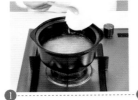

① 砂锅中注水烧开，放入人参片，倒入洗好的大米，拌匀。

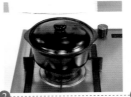

② 盖上锅盖，烧开后转小火煮约30分钟至大米熟软。

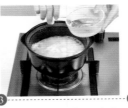

③ 揭开锅盖，放入洗净的百合拌匀，盖上锅盖，小火续煮5分钟。

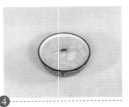

④ 关火后揭盖，将煮好的粥盛出，装入碗中即可。

🥄 做 法

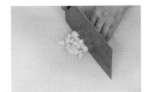

❶ 莲藕洗净切丁。

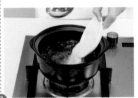

❷ 砂锅中注水烧开，倒入洗净的大米，搅拌均匀，盖上盖，用小火煮约30分钟。

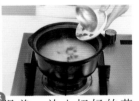

❸ 揭盖，放入切好的莲藕，搅拌匀，加入洗净的枸杞，拌匀。

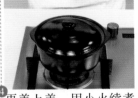

❹ 再盖上盖，用小火续煮约15分钟至食材熟透。

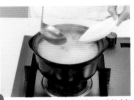

❺ 揭盖，放入冰糖，搅拌匀，煮至溶化，关火后盛出即可。

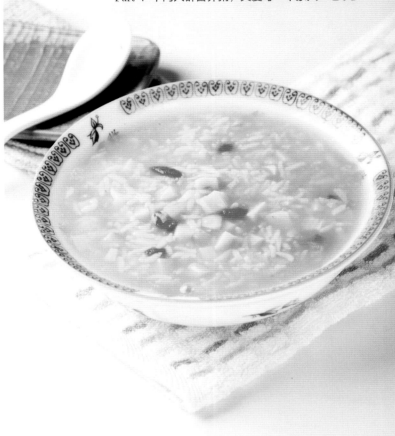

🕐 烹饪时间
Time
47分钟

鲜藕枸杞甜粥

◉难易度：★☆☆　◉功效：开胃消食

🥬 原 料

莲藕300克，枸杞10克，水发大米150克

🍯 调 料

冰糖20克

🍲 烹饪小提示

藕片切好后可放入清水中浸泡，以防氧化变黑，还可以在清水中滴入少许白醋，效果更佳。

榛子枸杞桂花粥

◉难易度：★☆☆ ◉功效：开胃消食

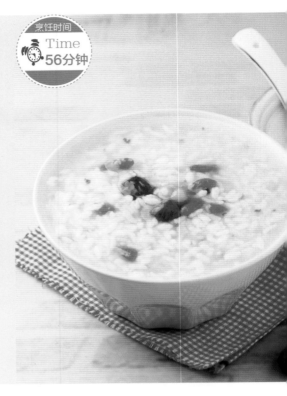

烹饪时间
Time
56分钟

🍴 原 料

水发大米200克，榛子仁20克，枸杞7克，桂花5克

🖊 做 法

1.砂锅中注入清水烧开，倒入洗净的大米，搅拌均匀，使米粒散开。2.盖上盖，煮沸后用小火煮约40分钟至大米熟透。3.揭盖，倒入备好的榛子仁、枸杞、桂花，拌匀。4.盖上盖，用小火续煮15分钟，至米粥浓稠。5.揭盖，搅拌均匀，关火后将煮好的粥装入碗中即可。

🍲 烹饪小提示

大米煮粥先泡发可以缩短煮粥的时间，但不宜泡太久，以免流失营养成分。

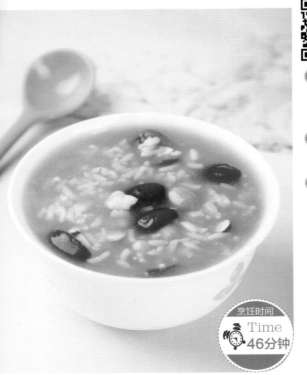

烹饪时间
Time
46分钟

芡实花生红枣粥

◉难易度：★☆☆ ◉功效：补钙

🍴 原 料

水发大米150克，水发芡实85克，水发花生米65克，红枣15克

🛍 调 料

红糖25克

🖊 做 法

1.洗净的红枣切开，去核，备用。2.砂锅中注入适量清水，大火烧开，倒入洗净的芡实、红枣、花生，搅拌片刻，盖上锅盖，用中火煮约15分钟。3.揭开锅盖，倒入大米，搅拌片刻，加上锅盖，用小火续煮约30分钟至其熟软。4.揭开锅盖，加入适量红糖，搅拌至溶化，关火后盛出，装入碗中即可。

做 法

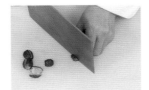

❶ 洗净的红枣切开，去除果核，再将红枣肉切成小块。

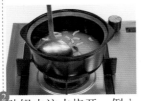

❷ 砂锅中注水烧开，倒入小米，搅散，加入大米拌匀，放入红枣肉。

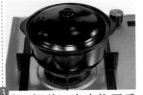

❸ 盖上锅盖，大火烧开后用小火煮40分钟，至食材熟透。

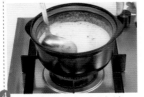

❹ 揭开盖子，加入冰糖，搅拌片刻，煮至冰糖溶化，倒入牛奶，混合均匀，煮沸。

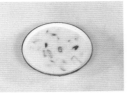

❺ 关火，盛入碗中即可。

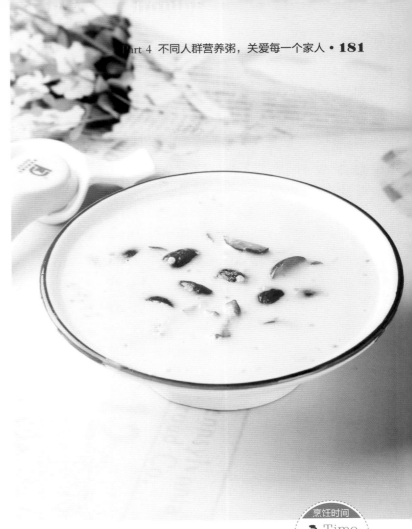

烹饪时间
Time
42分钟

奶香红枣黄米粥

◉难易度：★☆☆　◉功效：防癌抗癌

原 料

红枣20克，水发小米90克，水发大米150克，牛奶200毫升

调 料

冰糖30克

烹饪小提示

倒入牛奶后，煮的时间不宜太长，最好是牛奶烧开后续煮2~3分钟即可，煮过久会导致营养流失。

红枣小麦粥

◎难易度：★ ☆ ☆ ◎功效：益气补血

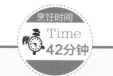

烹饪时间
Time
42分钟

🥘 **原 料**

大米200克，小麦200克，桂圆肉15克，
红枣10克

🍶 **调 料**

白糖3克

🍳 **烹饪小提示**

大米和小麦可以先用温水泡发后再入锅
煮制，这样更容易煮熟。

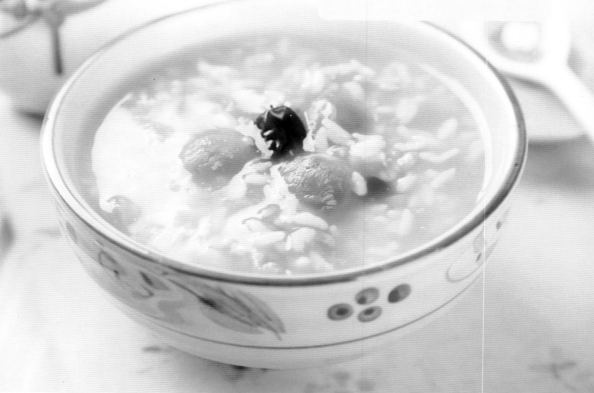

🍴 **做 法**

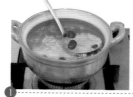

❶ 砂锅注水烧热，倒入
洗好的小麦、大米、
桂圆肉、红枣拌匀。

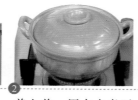

❷ 盖上盖，用大火煮开
后转小火煮40分钟至
食材熟透。

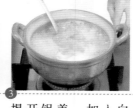

❸ 揭开锅盖，加入白
糖，搅拌均匀，煮至
白糖溶化。

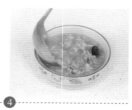

❹ 关火后盛出，装入碗
中即可。

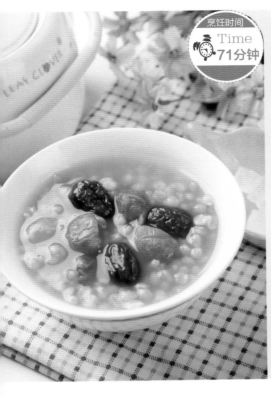

桂圆红枣小麦粥

◎难易度：★☆☆　功效：安神助眠

原 料

桂圆15克，红枣7枚，小麦100克

调 料

冰糖20克

做 法

1.锅中注水大火烧开，放入泡发好的小麦，搅拌片刻，盖上锅盖，烧开后转小火熬煮40分钟至熟软。2.揭盖，放入桂圆肉、红枣，搅拌片刻，盖上锅盖，再续煮半个小时。3.揭盖，加入少许冰糖，拌至入味。4.关火，将煮好的粥盛出装入碗中即可。

烹饪小提示

食材本身就有甜味，所以白糖不要加太多。

小麦灵芝甜粥

◎难易度：★☆☆ ◎功效：养心润肺

原 料

水发小麦120克，灵芝少许

调 料

黄糖10克

做 法

1.砂锅中注入适量清水烧热，倒入备好的灵芝，盖上盖，烧开后用中火煮约20分钟。2.揭开盖，倒入洗好的小麦，盖上盖，用小火续煮约90分钟至食材熟透。3.揭开盖，倒入黄糖，拌匀，煮至溶化。4.关火后盛出煮好的粥即可。

烹饪小提示

黄糖不宜过早放，以免影响口感。

烹饪时间
Time
111分钟

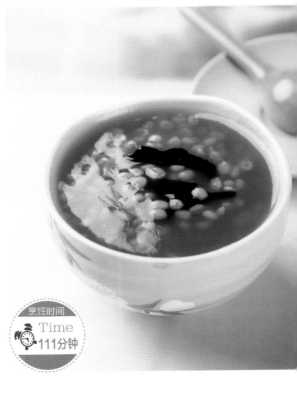

烹饪时间
Time
71分钟

黑米党参山楂粥

◉难易度：★ ☆ ☆　◉功效：保肝护肾

烹饪时间
Time
31分钟

◉ 原 料

山楂80克，水发黑米150克，党参10克

◉ 烹饪小提示

党参泡发后最好将其切成小块再入锅煮制，这样可以使其更易析出有效成分。

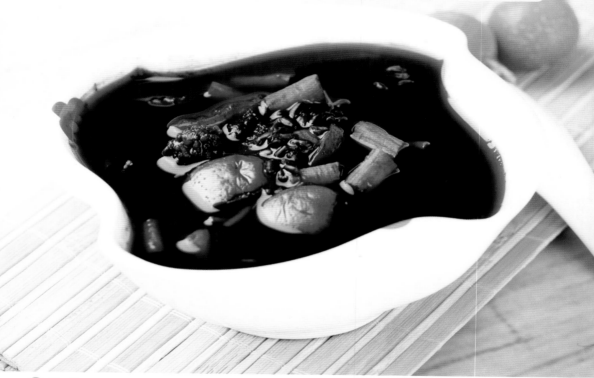

🥢 做 法

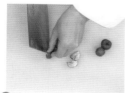

① 洗净的山楂切开，切去果核，再切成小块，备用。

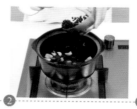

② 砂锅注水烧开，放入备好的党参、山楂、洗好的黑米拌匀。

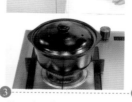

③ 盖上锅盖，烧开后用小火煮约30分钟至食材熟透。

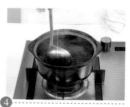

④ 揭盖，搅拌一会儿，关火后盛出煮好的粥，装入碗中即可。

🍴 做 法

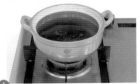

❶ 砂锅置火上，注入适量清水，倒入备好的红豆、紫米，拌匀。

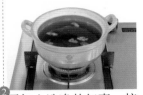

❷ 再加入洗净的红枣、核桃仁，搅拌均匀。

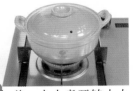

❸ 加盖，大火煮开转小火煮1小时至食材熟软。

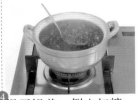

❹ 揭开锅盖，倒入红糖，拌匀，煮至红糖溶化。

❺ 关火，将煮好的粥盛出装入碗中即可。

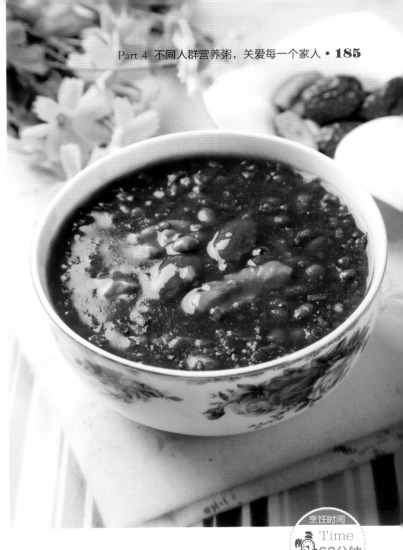

烹饪时间
Time
62分钟

紫米核桃红枣粥

◎难易度：★☆☆ ◎功效：益气补血

🍲 原 料

水发紫米250克，水发红豆150克，核桃仁8克，红枣3枚

📋 调 料

红糖15克

🍲 烹饪小提示

吃核桃时，建议不要将核桃仁表面的褐色薄皮剥掉，因为这样会损失一部分营养。

赤豆红枣粥

◉难易度：★☆☆ ◉功效：增强免疫力

🍲 原料

水发赤小豆250克，红枣30克

🔪 做法

1.砂锅中注入适量食的清水，倒入备好的赤小豆、红枣，用勺子搅拌均匀。2.盖上锅盖，用大火煮开后转小火煮约2小时，至食材完全熟透。3.揭开锅盖，用勺子稍稍搅拌一下。4.关火后将煮好的粥盛出，装入洗净的碗中即可。

🍳 烹饪小提示

此粥不加糖，味道清淡，但是如果喜欢甜味，可以加入少许冰糖或白糖。

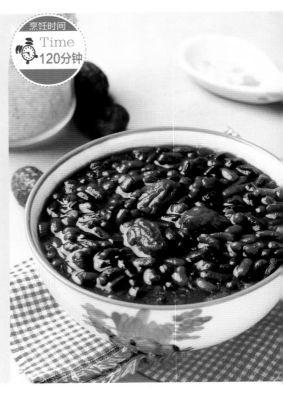

山药黑豆粥

◉难易度：★☆☆ ◉功效：养颜美容

🍲 原料

小米70克，山药90克，水发黑豆80克，水发薏米45克，葱花少许

🍶 调料

盐2克

🔪 做法

1.将洗净去皮的山药切片，再切条，改切成丁。2.锅中注水烧开，倒入黑豆、薏米拌匀，倒入小米，搅拌均匀。3.加盖，烧开后用小火煮30分钟，至食材熟软。4.揭盖，放入山药，搅拌均匀，盖上盖，续煮15分钟，至全部食材熟透。5.揭盖，放入盐拌匀至入味，关火后盛出，装碗，放上葱花即可。

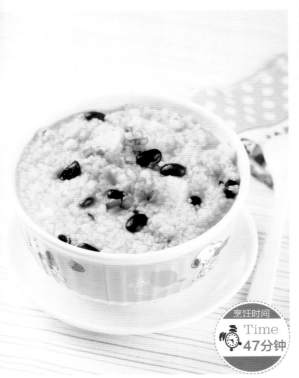

做 法

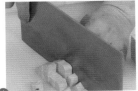

❶ 红薯洗净去皮，切成小丁块。

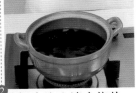

❷ 砂锅中注入清水烧热，放入洗净的无花果，拌匀，倒入洗净的大米、黑米，搅拌均匀，至米粒散开。

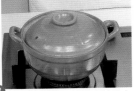

❸ 盖上锅盖，煮沸后用小火煮约30分钟，至米粒变软。

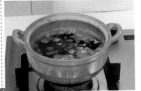

❹ 揭开锅盖，倒入红薯丁拌匀，盖好盖，用小火续煮10分钟至熟。

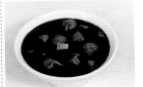

❺ 揭盖，拌匀，续煮片刻，关火后盛出，装碗即成。

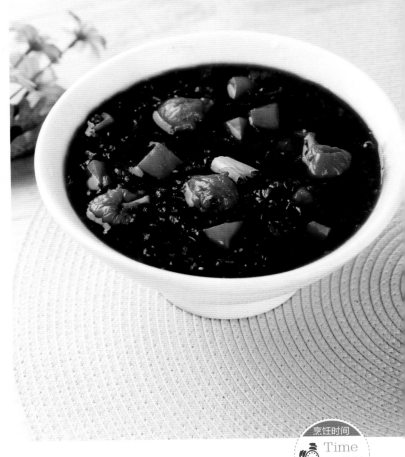

烹饪时间
Time
42分钟

无花果红薯黑米粥

●难易度：★★☆ ●功效：降低血压

◎ 原 料

红薯300克，水发大米100克，水发黑米70克，无花果35克

◎ 烹饪小提示

黑米的米粒外部有一坚韧的种皮包裹，不易煮烂，所以一般黑米应泡发再入锅煮制，但泡发的时间不宜太长，以免其营养物质流失。

玉米南瓜大麦粥

◎难易度：★☆☆　◎功效：健脾止泻

烹饪时间
Time
77分钟

🍲 原　料
水发大米200克，去皮南瓜100克，玉米粒100克，水发大麦60克

🍶 调　料
食用油适量

🍲 烹饪小提示
煮粥时加入少许食用油，可以使煮出来的粥口感更好。

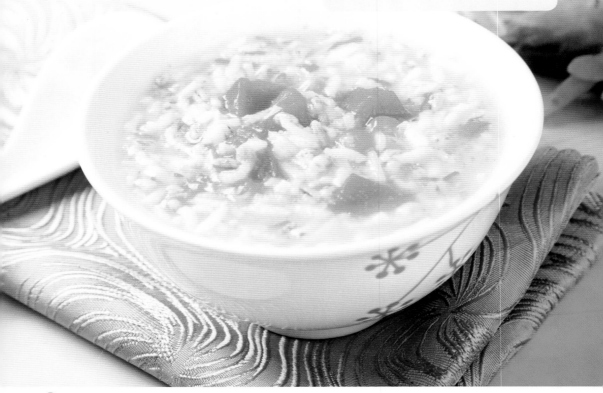

✒ 做　法

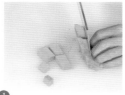

❶ 洗净的南瓜切块；洗好的玉米粒取一部分切碎。

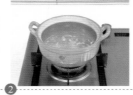

❷ 砂锅中注水烧开，倒入切碎的玉米粒，加盖，大火煮15分钟。

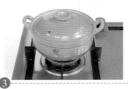

❸ 揭盖，加大麦、大米、余下玉米粒，加盖煮开后转小火煮40分钟。

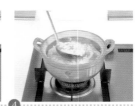

❹ 揭盖，倒入南瓜拌匀，加盖，煮20分钟，揭盖，加油拌匀即可。

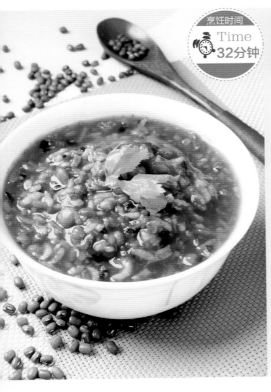

黑米绿豆粥

◉难易度：★☆☆ ◉功效：降低血糖

原 料

薏米80克，水发大米150克，糯米50克，绿豆70克，黑米50克

做 法

1.砂锅中注入适量清水，倒入薏米、绿豆、大米、黑米、糯米，拌匀。2.加盖，大火煮开转小火煮30分钟至食材熟软。3.揭盖，稍微搅拌片刻使其入味。4.关火，将煮好的粥盛出，装入碗中即可。

🥄 烹饪小提示

如果喜欢甜一点，可以加入白糖或冰糖进行调味。

红米绿豆粥

◉难易度：★☆☆ ◉功效：清热解毒

原 料

红米、绿豆各150克

调 料

白糖适量

做 法

1.砂锅中注水烧开，倒入绿豆，放入红米，拌匀。2.加盖，用大火煮开后转小火续煮40分钟至食材熟软。3.揭盖，加入白糖，拌匀至溶化。4.关火后盛出煮好的粥，装碗即可。

🥄 烹饪小提示

挑选红米时，以外观饱满、完整、无虫蛀、无破碎现象为佳。

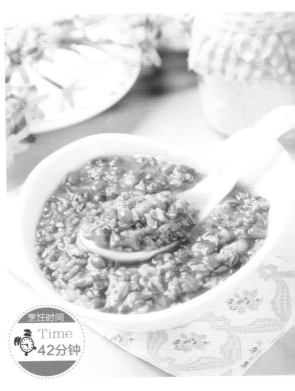

玉竹燕麦粥

◉难易度：★ ☆ ☆ ◉功效：益气补血

烹饪时间
Time
31分钟

◎ 原 料
燕麦150克，玉竹15克，枸杞8克

◎ 调 料
蜂蜜15克

◎ 烹饪小提示
燕麦不宜冷水下锅，最好是沸水下锅，冷水下锅会容易导致燕麦结成团，不易煮熟。

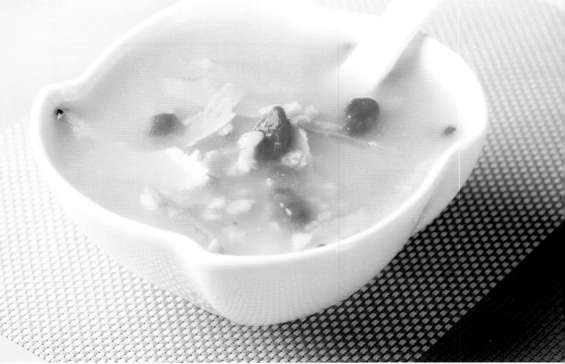

◎ 做 法

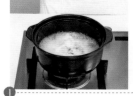
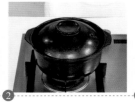
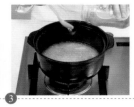
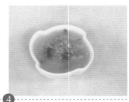

1. 砂锅注水烧开，放入洗净的燕麦、洗好的玉竹、枸杞拌匀。

2. 盖上盖，煮沸后用小火煮约30分钟，至米粒熟透。

3. 揭盖，加入适量蜂蜜，转中火拌匀，略煮片刻，至其溶化。

4. 关火后盛出煮好的玉竹燕麦粥，装入碗中即成。

做法

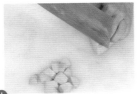

❶ 洗净的南瓜去皮切块。

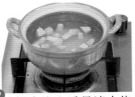

❷ 砂锅中注入适量清水烧热，倒入燕麦、糯米、南瓜，拌匀。

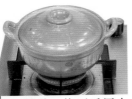

❸ 盖上锅盖，烧开后用小火煮约40分钟至全部食材熟软。

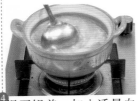

❹ 揭开锅盖，加入适量白糖，搅拌匀，煮至白糖溶化。

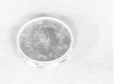

❺ 关火后盛出煮好的粥，装入碗中即可。

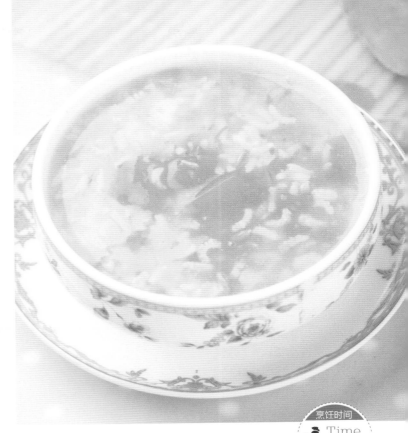

烹饪时间
Time
41分钟

南瓜糯米燕麦粥

◎难易度：★☆☆ ◎功效：养心润肺

原料

水发燕麦120克，水发糯米90克，南瓜80克

调料

白糖4克

烹饪小提示

南瓜本身就有甜味，所以白糖不要放太多；南瓜的皮含有丰富的胡萝卜素和维生素，所以最好连皮一起食用，如果皮较硬，就用刀将硬的部分削去再食用。

给老公的健体粥

猪肝瘦肉粥

◉难易度：★ ★ ☆ ◉功效：增强免疫力

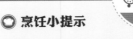
烹饪时间
Time
42分钟

◉ 原 料
水发大米160克，猪肝90克，瘦肉75克，生菜叶30克，姜丝、葱花各少许

◉ 调 料
盐2克，料酒4毫升，水淀粉、食用油各适量

◉ 烹饪小提示
猪肝入锅煮制的时间不要太久，以免煮得过老，影响口感。

◉ 做 法

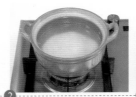
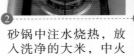
❶
瘦肉、生菜洗净切丝；猪肝洗净切片，加盐、料酒、水淀粉、油腌渍。

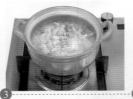
❷
砂锅中注水烧热，放入洗净的大米，中火煮20分钟至熟软。

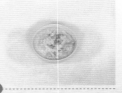
❸
倒入瘦肉丝小火煮20分钟，加猪肝、姜丝、生菜丝、盐拌匀。

❹
盛出，装入碗中，撒上葱花即可。

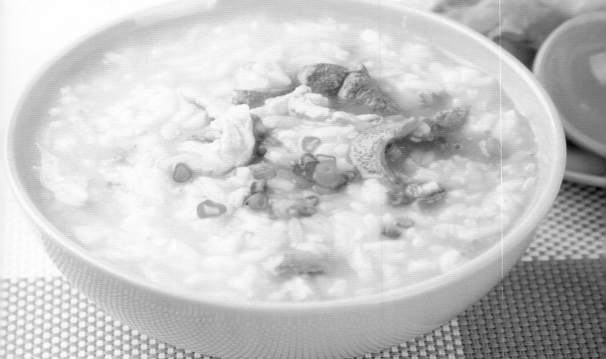

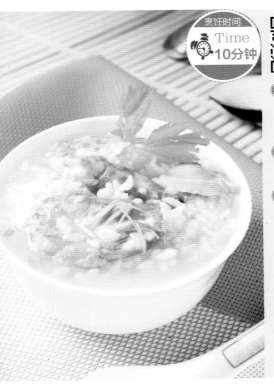

海鲜粥

◎难易度：★★☆ ◎功效：补钙

原料

白米饭400克，鲜虾200克，蛤蜊150克，高汤800毫升，芹菜末20克，姜丝少许

调料

盐2克，鸡粉3克，米酒适量

做法

1. 鲜虾洗净去须，背部横刀切开，去除虾线；蛤蜊取肉，切去内脏。2. 砂锅置于火上，倒入高汤、白米饭、姜丝，加入盐，搅拌均匀，加盖，大火煮开转小火煮5分钟至熟。3. 揭盖，倒入鲜虾、蛤蜊，加入鸡粉、米酒，拌匀，加盖，大火焖2分钟至入味。4. 揭盖，倒入芹菜末，拌匀，稍煮片刻，关火后盛出装碗即可。

烹饪时间 Time 10分钟

芡实海参粥

◎难易度：★☆☆ ◎功效：保肝护肾

原料

海参80克，大米200克，芡实粉10克，葱花、枸杞各少许

调料

盐、鸡粉各1克，芝麻油5毫升

做法

1. 处理干净的海参切条，切成丁。2. 砂锅中注入适量清水，倒入大米，加盖，用大火煮开后转小火续煮30分钟至熟。3. 揭盖，倒入切好的海参，放入枸杞，拌匀，加盖，用小火续煮15分钟至食材熟软。4. 揭盖，倒入芡实粉，拌匀，稍煮5分钟至芡实粉充分溶入粥中，加盐、鸡粉、芝麻油，拌匀。5. 关火后盛出，装在碗中，撒上葱花即可。

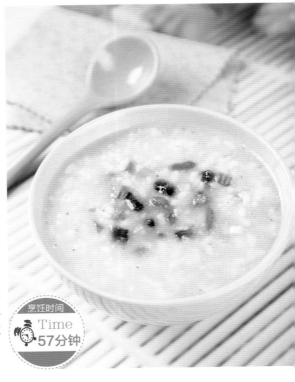

烹饪时间 Time 57分钟

羊肉山药粥

◉难易度：★★☆ ◉功效：补虚温中

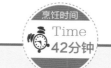

烹饪时间
Time
42分钟

🍲 原 料

羊肉200克，山药300克，水发大米150克，姜片、葱花各少许

🍶 调 料

盐3克，鸡粉4克，生抽4毫升，料酒、水淀粉、胡椒粒、食用油各适量

💡 **烹饪小提示**

羊肉要后放，而且煮的时间不能太长，否则会失去鲜味。

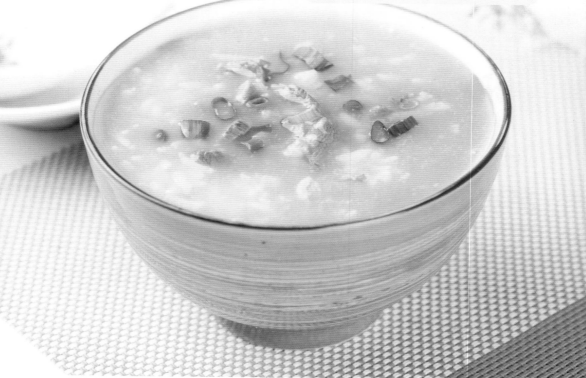

🍴 做 法

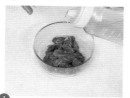

❶ 山药切丁；羊肉切丁，加盐、鸡粉、生抽、料酒、水淀粉、油腌渍。

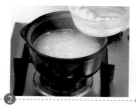

❷ 沸水锅放入洗净的大米小火煮30分钟，放入山药煮10分钟。

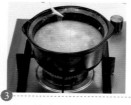

❸ 放入羊肉、姜片煮2分钟，加盐、鸡粉、胡椒粒拌匀调味。

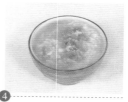

❹ 关火后盛出，装碗，最后撒上葱花即可。

做法

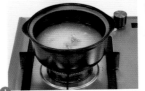

❶ 锅中注水烧开，倒入洗净的大米，搅拌均匀，放入洗好的核桃仁。

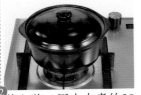

❷ 盖上盖，用小火煮约30分钟至食材熟软。

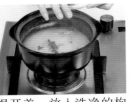

❸ 揭开盖，放入洗净的枸杞，搅拌均匀，再盖上锅盖，煮10分钟至食材熟透。

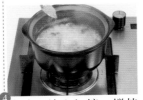

❹ 揭盖，放入红糖，搅拌匀，煮至溶化。

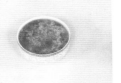

❺ 关火后盛出煮好的粥，装入碗中即可。

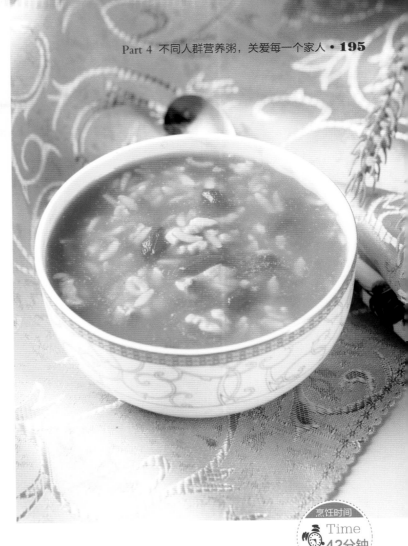

烹饪时间
Time
42分钟

核桃枸杞粥

●难易度：★☆☆ ●功效：滋肾润肺

原料
核桃仁30克，枸杞8克，水发大米150克

调料
红糖20克

烹饪小提示

将核桃仁捣碎后再煮，更有利于营养吸收；清洗核桃时先将核桃在清水中浸泡，用针挑出纹路中的脏物，再用牙刷反复清洗核桃，到核桃表皮干净即可。

锁阳核桃粥

●难易度：★★☆ ●功效：补肾润肠

原料

锁阳15克，核桃仁40克，水发大米150克

做法

1.炒锅烧热，放入核桃仁，用小火炒香，盛出装盘，用杵臼捣碎；锁阳装入药袋中，收紧袋口。2.砂锅中注水烧开，倒入洗净的大米，放入药袋，盖上盖，用小火煮20分钟至其析出有效成分。3.揭开盖，取出药袋，再盖上盖，用小火续煮15分钟至大米熟透。4.揭盖，放入核桃碎，搅拌匀，略煮片刻。5.关火后把煮好的粥盛出，装入碗中即可。

烹饪小提示

可以依照个人口味放入适量冰糖调味。

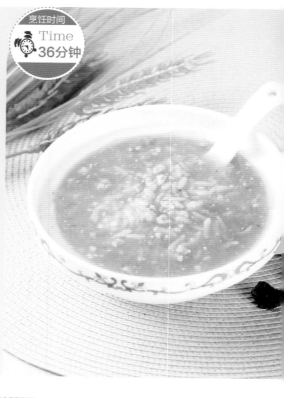

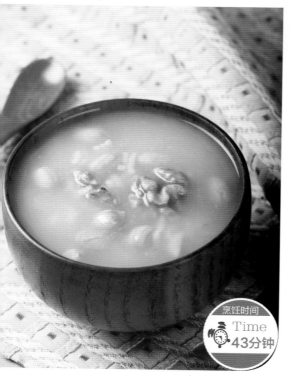

果仁粥

●难易度：★☆☆ ●功效：预防肿瘤

原料

花生米100克，核桃仁25克，水发大米100克

调料

白糖适量

做法

1.砂锅中注入适量清水烧开，放入洗净的花生米、核桃仁，倒入洗净的大米，搅散。2.盖上盖，煮40分钟至食材熟透。3.揭开盖，放入适量白糖，搅拌均匀，煮至白糖溶化。4.关火后把煮好的果仁粥盛入碗中即可。

烹饪小提示

可将核桃压碎后再下锅煮，味道会更佳。

☑ **做 法**

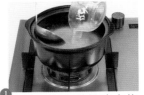

❶ 砂锅中注入适量清水烧开，倒入洗净的大米，搅拌均匀。

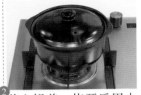

❷ 盖上锅盖，烧开后用小火煮约30分钟，至大米熟软。

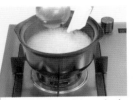

❸ 揭开锅盖，倒入鹿角胶、姜片，拌匀，再盖上盖，用小火煮约5分钟，至鹿角胶溶化。

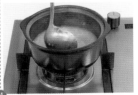

❹ 揭开锅盖，加少许盐，拌匀调味。

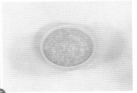

❺ 关火后盛出煮好的粥，装入碗中即可。

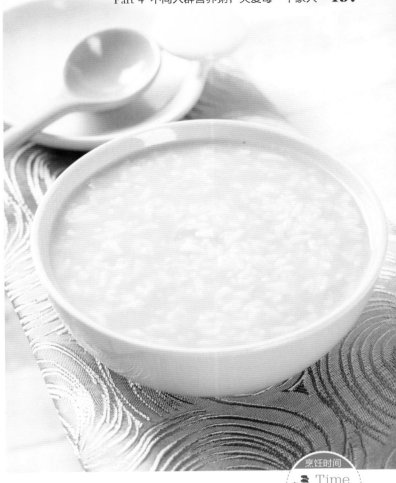

烹饪时间
⏰ **Time**
36分钟

鹿角胶粥

◉难易度：★☆☆ ◉功效：保肝护肾

🍲 **原 料**

水发大米150克，鹿角胶15克，姜片少许

🥣 **调 料**

盐2克

🍵 **烹饪小提示**

锅中的米和水先用旺火煮沸后，要赶快转为小火，注意不要让粥汁溢出来，再慢慢盖上锅盖，盖子不要全部盖严，用小火慢煮即成。

五仁大米粥

◎难易度：★☆☆ ◎功效：润肠通便

烹饪时间
Time
51分钟

◎ **原　料**
| 水发大米135克，花生米、瓜子仁、杏仁、核桃仁、白芝麻各少许

◎ **调　料**
| 白糖少许

◎ **烹饪小提示**

此粥的白糖不宜加太多，以免影响其他食材的口感。

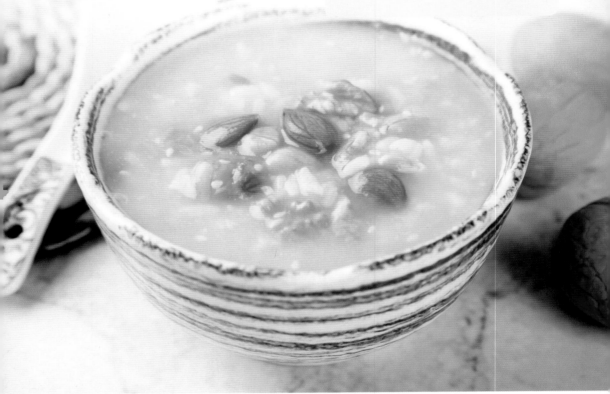

🥄 **做　法**

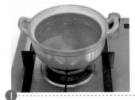

1
砂锅中注入适量清水，大火烧热。

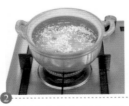

2
倒入洗净的花生米、瓜子仁、杏仁、核桃仁、白芝麻、大米拌匀。

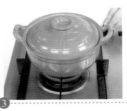

3
盖上盖，烧开后用小火煮约50分钟，至食材熟透。

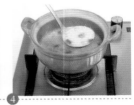

4
揭盖，加白糖拌匀，用中火煮至溶化，关火后盛出即成。

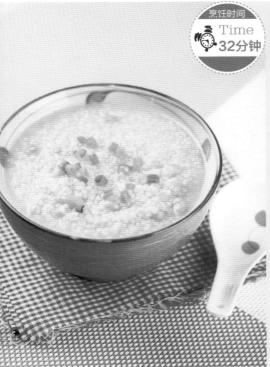

小米黄豆粥

◎难易度：★☆☆ ◎功效：降压降糖

原 料
小米50克，水发黄豆80克，葱花少许

调 料
盐2克

做 法
1. 砂锅中注入适量清水，烧开，倒入洗净的黄豆，再加入泡发好的小米，搅拌均匀。
2. 盖上盖，转大火烧开，调小火煮30分钟至小米熟软。
3. 揭开锅盖，搅拌一会儿，以免粘锅。
4. 加盐拌匀至入味。
5. 关火后盛出，装入碗中，放上适量葱花即可。

🍲 烹饪小提示
黄豆要煮熟透，夹生的黄豆吃了易导致呕吐。

烹饪时间 Time 32分钟

菟石补肾粥

◎难易度：★★☆ ◎功效：保肝护肾

原 料
水发大米120克，菟丝子、石菖蒲、补骨脂各少许

做 法
1. 砂锅中注水烧开，放入菟丝子、石菖蒲、补骨脂，拌匀。
2. 盖上锅盖，烧开后用小火煮20分钟至药材析出有效成分。
3. 揭盖，捞出药材。
4. 倒入洗净的大米，拌匀，盖上锅盖，烧开后用小火煮30分钟至熟。
5. 揭盖，拌匀，关火后盛出即可。

🍲 烹饪小提示
菟丝子可先用水浸泡再煮，这样更有利于析出药性。

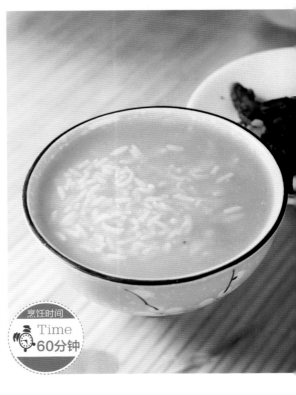

烹饪时间 Time 60分钟

山药薏米芡实粥

◉难易度：★ ☆ ☆　◉功效：养心润肺

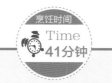

烹饪时间
Time
41分钟

🔄 原 料

水发大米160克，水发薏米120克，水发芡实80克，山药100克

🔄 烹饪小提示

切好的山药可以泡在淡盐水中，以免产生化学反应发黑。

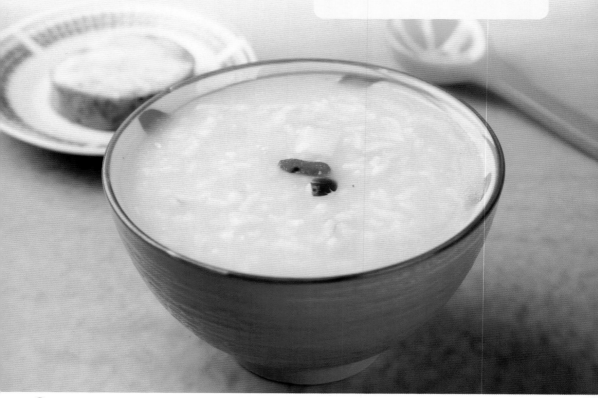

🍴 做 法

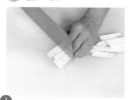

1

山药洗净去皮，切成小丁块。

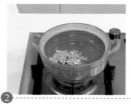

2

锅中注水烧开，倒入芡实、薏米拌匀，加盖，中火煮10分钟。

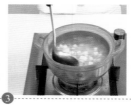

3

揭盖，倒入山药、大米拌匀，加盖，用小火续煮30分钟至熟。

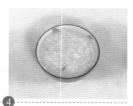

4

揭盖，搅拌片刻，盛出，装碗即可。

做 法

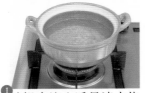

❶ 砂锅中注入适量清水烧开，倒入大麦，拌匀。

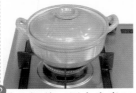

❷ 盖上锅盖，用大火煮30分钟至熟。

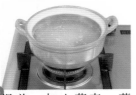

❸ 揭盖，加入荞麦、薏米、绿豆、红豆、小米，拌匀。

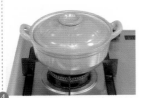

❹ 加盖，大火煮开之后转小火煮约1小时，至食材熟软。

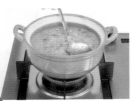

❺ 揭盖，搅拌片刻，关火后盛出煮好的粥，装入碗中即可。

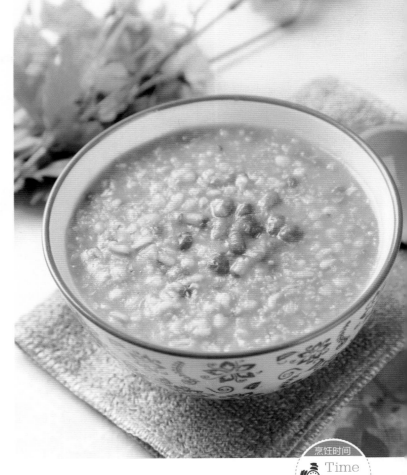

烹饪时间
Time
92分钟

大麦杂粮粥

◉难易度：★☆☆　◉功效：清热解毒

原 料

水发薏米40克，水发红豆40克，水发小米40克，水发绿豆40克，水发大麦100克，荞麦30克

烹饪小提示

在熬粥时应注意将锅盖盖好，避免水溶性维生素和其他营养成分随着水蒸气蒸发掉。

牛膝生地黑豆粥

◎难易度：★★☆ ◎功效：保肝护肾

烹饪时间
Time
47分钟

原料

水发大米110克，水发黑豆100克，生地、熟地各15克，牛膝12克

做法

1.将洗净的熟地切片；洗净的生地切片，备用。2.砂锅中注入适量清水，大火烧开，倒入洗净的牛膝，放入生地、熟地，盖上锅盖，煮沸后用小火煮约15分钟。3.揭盖，捞出药材及其杂质，倒入洗净的黑豆，放入洗净的大米，搅拌均匀，使米粒散开。4.盖好锅盖，煮沸后用小火续煮约30分钟至熟。5.揭开锅盖，用中火拌煮片刻，关火后盛出煮好的粥，装入碗中即可。

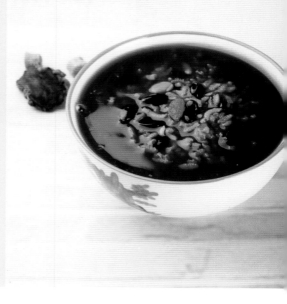

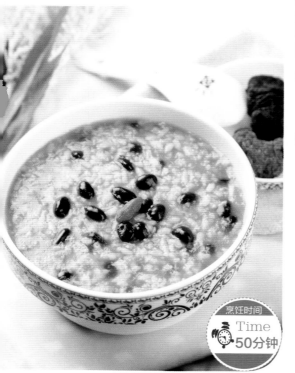

地黄牛膝黑豆粥

◎难易度：★★☆ ◎功效：预防便秘

原料

粳米100克，黑豆60克，牛膝12克，生地黄、熟地黄各15克

做法

1.备一干净药袋，装入洗净的牛膝、生地黄、熟地黄，扎紧袋口。2.砂锅中注入适量清水，放入备好的药袋，将其按入水中浸透，盖上锅盖，用大火煮开后转中火续煮15分钟。3.揭开锅盖，取出药袋。4.放入泡好的粳米，倒入泡好的黑豆，搅拌均匀，盖上锅盖，用大火煮开后转小火续煮30分钟，至食材熟软。5.揭开锅盖，搅拌一下，关火后盛出煮好的黑豆粥，装入碗中即可。

烹饪时间
Time
50分钟

做 法

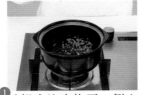

❶ 砂锅中注水烧开，倒入洗好的桑葚，盖上盖，用小火煮15分钟至其析出有效成分。

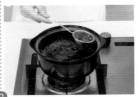

❷ 捞出桑葚。

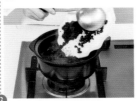

❸ 倒入洗好的黑豆、黑米、大米，拌匀，盖上盖，用小火煮40分钟至食材熟透。

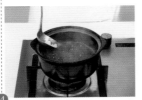

❹ 揭开盖，放入适量冰糖，搅拌匀，煮至冰糖溶化。

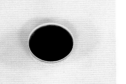

❺ 关火后把煮好的粥盛出，装入碗中即可。

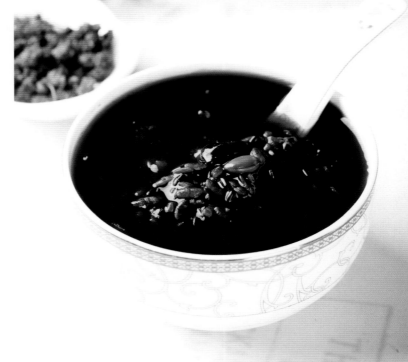

烹饪时间
Time
57分钟

桑葚黑豆黑米粥

◉难易度：★★☆ ◎功效：保肝护肾

🥢 原料

桑葚15克，水发黑豆20克，水发黑米50克，水发大米50克

🥄 调料

冰糖10克

🍲 烹饪小提示

还可以将两个鸡蛋彻底搅碎后放入黑米粥中，再到火上烧开，这样黑米粥的口感更好。

红薯紫米粥

◎难易度：★☆☆ ◎功效：排毒

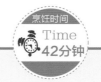

烹饪时间
Time
42分钟

◎ **原 料**
> 水发紫米50克，水发大米100克，红薯
> 100克

◎ **调 料**
> 白糖15克

◎ **烹饪小提示**

切红薯的时候尽量切成小块状，这样可使其更容易煮熟。

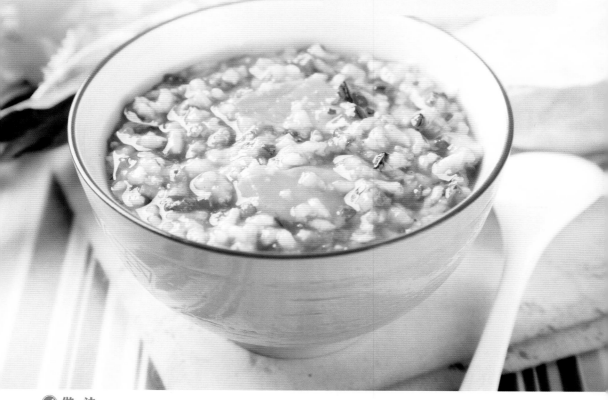

✍ **做 法**

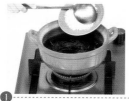

❶ 砂锅注水烧开，倒入水发紫米、水发大米、处理好的红薯拌匀。

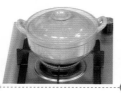

❷ 盖上锅盖，大火煮开转小火煮40分钟至食材熟软。

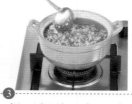

❸ 揭开锅盖，加入白糖，拌匀调味。

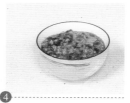

❹ 关火后盛出煮好的粥，装入碗中即可。

🌀 做 法

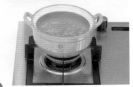

❶ 砂锅中注入适量清水，大火烧开。

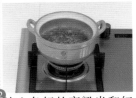

❷ 放入备好的高粱米和红豆，搅拌匀。

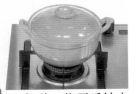

❸ 盖上锅盖，烧开后转小火煮约75分钟，至食材熟透。

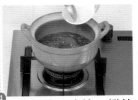

❹ 揭盖，放入冰糖，搅拌匀，用中火煮至溶化。

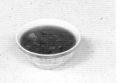

❺ 关火后盛出煮好的红豆粥，装在小碗中即可。

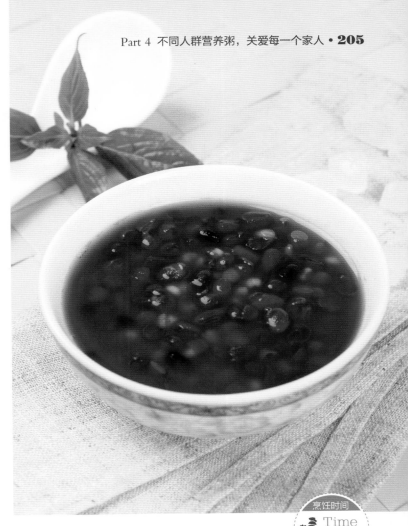

烹饪时间
⏱ Time
77分钟

高粱红豆粥

◉难易度：★ ☆ ☆ ◉功效：健脾止泻

🍳 **原 料**
红豆70克，高粱米50克

🥣 **调 料**
冰糖20克

🥄 **烹饪小提示**

高粱米质较硬，煮的中途最好碾压几次，这样可以使粥的口感更细软。

给老婆的养颜粥

山药乌鸡粥

◎难易度：★★☆ ◎功效：滋补养颜

🍳 原 料

水发大米145克，乌鸡块200克，山药65克，姜片、葱花各少许

🥣 调 料

盐、鸡粉各2克，料酒4毫升

🍲 烹饪小提示

切乌鸡块时最好可以切得小一些，这样更容易入味。

🍴 做 法

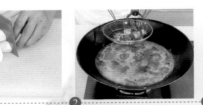
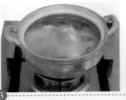
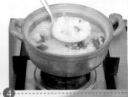

① 将去皮洗净的山药切滚刀块。

② 锅中注水烧开，倒入洗净的乌鸡块，淋入料酒，汆水，捞出。

③ 砂锅注水烧热，放入乌鸡块、大米、姜片，烧开后小火煮25分钟。

④ 倒入山药小火煮熟，加盐、鸡粉拌匀，盛出，撒上葱花即可。

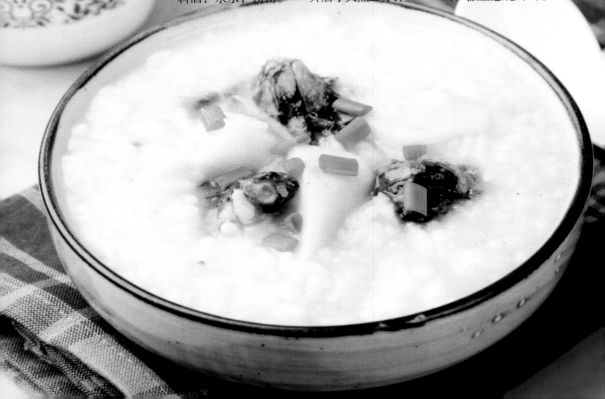

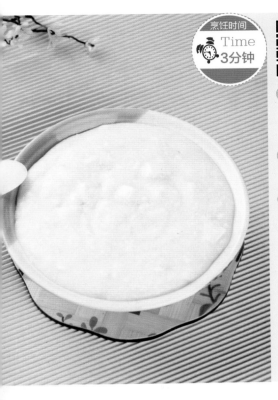

烹饪时间
Time
3分钟

鲈鱼嫩豆腐粥

◉难易度：★★★　◉功效：美白养颜

⟳原　料

鲜鲈鱼100克，嫩豆腐90克，大白菜85克，大米60克

🍶调　料

盐少许

✍做　法

1.洗好的豆腐切块；洗净的鲈鱼去骨去皮，留鱼肉；洗净的大白菜剁末。2.取榨汁机将大米磨成米碎，盛出。3.将装有鱼肉的小蝶放入烧开的蒸锅中，用大火蒸5分钟至鱼肉熟透，取出压碎，剁末，装碗。4.汤锅中注入清水，倒入米碎，拌煮半分钟，倒入鱼肉泥，搅拌一会。5.加入大白菜末，拌煮约2分钟，加盐拌匀调味，倒入豆腐，搅碎，煮至熟透。6.关火，把米糊盛出，装入碗中即可。

小米鸡蛋粥

◉难易度：★☆☆　◉功效：抗衰老

⟳原　料

小米300克，鸡蛋40克

🍶调　料

盐、食用油各适量

✍做　法

1.砂锅中注入清水烧热。2.倒入备好的小米，拌至米粒散开。3.盖上锅盖，烧开后转小火续煮20分钟至小米熟软。4.掀开锅盖，加入盐、食用油拌匀，至食材入味。5.打入鸡蛋，小火煮2分钟至熟。6.关火，将煮好的粥盛出，装入碗中即可。

🍵烹饪小提示

煮好的粥可盖着锅盖焖一下，味道会更好。

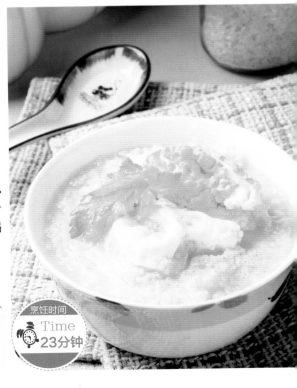

烹饪时间
Time
23分钟

桂圆鸽蛋粥

◉难易度：★ ☆ ☆　◉功效：抗衰老

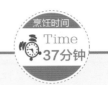

烹饪时间
Time
37分钟

◎ **原 料**

水发大米150克，桂圆肉30克，熟鸽蛋2个，燕麦45克，枸杞10克

◎ **调 料**

冰糖适量

◎ **烹饪小提示**

大米煮粥更易于消化吸收，但制作大米粥时千万不要放碱。

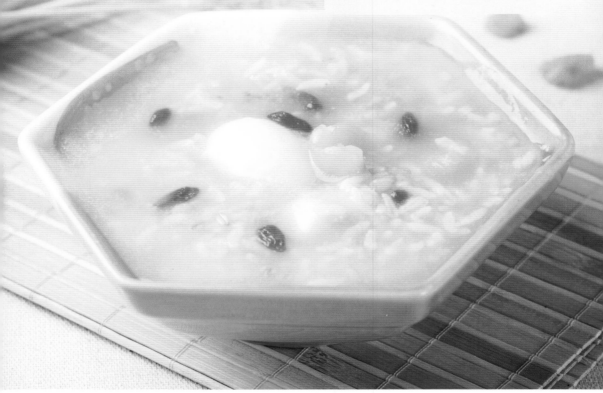

✏ **做 法**

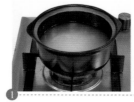

❶ 锅中注入适量清水烧开，倒入洗净的大米，搅拌均匀。

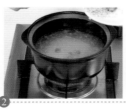

❷ 放入桂圆肉、燕麦，用勺搅拌匀，用小火煮约30分钟至熟。

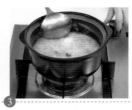

❸ 倒入熟鸽蛋、枸杞、冰糖拌匀，用小火续煮5分钟，拌匀略煮。

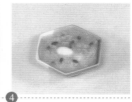

❹ 关火后盛出煮好的粥，装入盘中即可。

◈ **做 法**

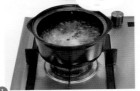

❶ 砂锅中注入适量清水烧开，放入备好的五味子、麦冬。

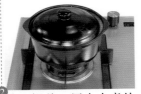

❷ 盖上锅盖，用小火煮约15分钟，至药材析出有效成分。

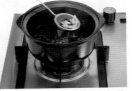

❸ 揭开锅盖，用漏勺将药材捞干净。

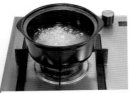

❹ 倒入洗好的大米，搅匀，放入备好的人参，烧开后用小火煮约30分钟至其熟软。

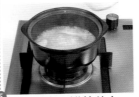

❺ 放入白糖，搅拌均匀，关火后盛出煮好的粥，装入碗中即可。

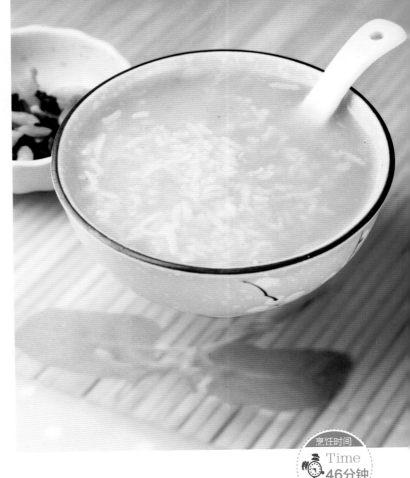

烹饪时间
Time
46分钟

人参五味子粥

◉难易度：★★☆ ◉功效：促消化

🍲 **原 料**

| 五味子10克，麦冬15克，人参片5克，水发大米150克

🥣 **调 料**

| 白糖20克

◉ **烹饪小提示**

米粒煮开后，应改用小火熬煮，保持锅内沸滚但米粒和米汤不会溢出，熬煮可以加速米粒、锅壁、汤水之间的摩擦和碰撞，这样，米粒中的淀粉不断溶于水中，粥就会变得黏稠。

板栗红枣小米粥

◉难易度：★☆☆　◉功效：益气补血

原料

板栗仁100克，水发小米100克，红枣6枚

调料

冰糖20克

做法

1. 锅中注水烧开，倒入小米、红枣、板栗仁，拌匀。2. 加盖，小火煮30分钟至食材熟软。3. 揭盖，放入冰糖。4. 搅拌约2分钟至冰糖溶化。5. 关火，将煮好的小米粥盛出，装入碗中即可。

◉ 烹饪小提示

切板栗时最好可以切得小一点，这样比较容易煮熟。

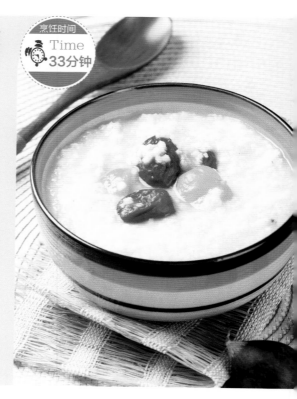

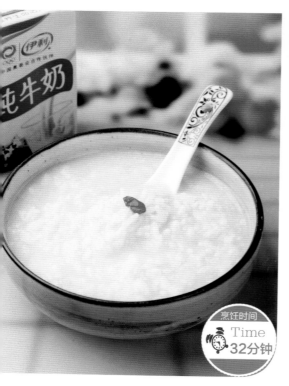

牛奶阿胶粥

◉难易度：★★☆　◉功效：美白

原料

水发大米180克，阿胶少许，牛奶175毫升

调料

白糖4克

做法

1. 将阿胶放入小碟中，倒入少许清水，待用。2. 蒸锅置火上，用大火烧开，放入小碟，用中火蒸约10分钟，至阿胶溶化，取出蒸好的阿胶。3. 砂锅中注入清水烧热，倒入洗净的大米，拌匀，烧开后用小火煮约30分钟，至米粒变软。4. 倒入蒸好的阿胶，搅拌匀，加入备好的牛奶，拌匀。5. 放入适量白糖，拌匀，用中火煮至溶化。6. 关火后盛出煮好的粥，装入碗中即可。

做 法

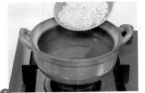

❶ 砂锅中注入适量清水烧热，倒入小米，拌匀。

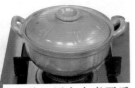

❷ 盖上盖，用大火煮开后转小火续煮1小时至小米熟软。

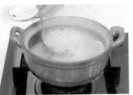

❸ 揭盖，放入洗好的枸杞，拌匀。

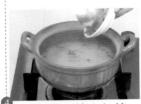

❹ 倒入阿胶，放入红糖，拌匀，煮至溶化。

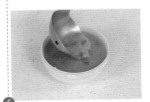

❺ 关火后盛出煮好的粥，装入碗中。

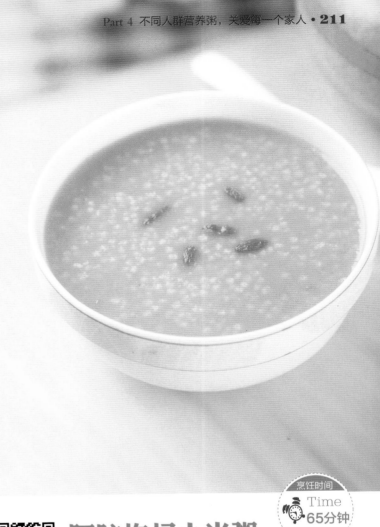

烹饪时间
Time
65分钟

阿胶枸杞小米粥

◉难易度：★☆☆　◉功效：益气补血

🥬 原 料

小米500克，枸杞8克，阿胶15克

🍯 调 料

红糖20克

🍲 烹饪小提示

要选择新鲜的小米，不要选择陈米，否则煲出来的小米粥口感会大打折扣。

茯苓红枣粥

◎难易度：★ ☆ ☆ ◎功效：益气补血

烹饪时间
Time
32分钟

🍲 **原 料**

水发大米180克，红枣30克，茯苓15克

🍶 **调 料**

白糖25克

💭 **烹饪小提示**

红枣不宜放入得太多，否则会容易引起脾胃酸胀。

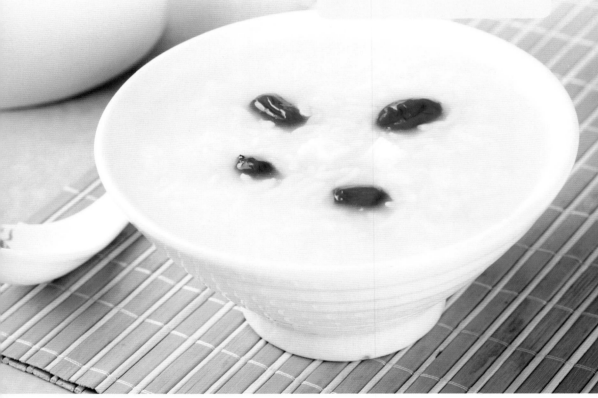

🥢 **做 法**

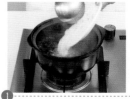

❶ 砂锅中注入适量清水烧开，倒入洗净的大米，搅拌匀。

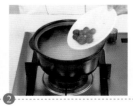

❷ 放入洗好的红枣、茯苓，搅拌匀，用小火煮30分钟至熟。

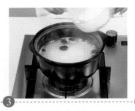

❸ 加入适量白糖，搅拌匀，煮至溶化。

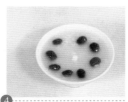

❹ 关火后盛出煮好的粥，装入汤碗即成。

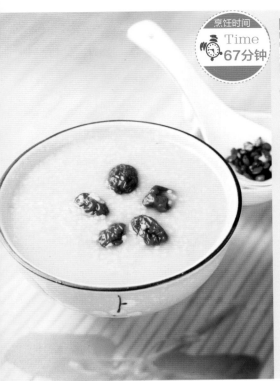

酸枣仁小米粥

烹饪时间 Time 67分钟

●难易度：★★☆ ●功效：安神助眠

○ 原 料
水发小米230克，红枣、酸枣仁各少许

○ 调 料
蜂蜜适量

○ 做 法
1.砂锅中注入适量清水，大火烧开，倒入备好的酸枣仁，用中小火煮约20分钟至其析出有效成分。2.捞出酸枣仁，倒入洗好的小米，放入洗净的红枣，用锅勺搅拌均匀。3.盖上锅盖，烧开后用小火煮约45分钟，至食材熟透。4.揭开锅盖，加入蜂蜜，用勺搅拌均匀，使食材入味。5.关火后盛出煮好的小米粥，装入碗中即可。

红糖小米粥

●难易度：★☆☆ ●功效：益气补血

○ 原 料
小米400克，红枣8克，花生10克，瓜子仁15克

○ 调 料
红糖15克

○ 做 法
1.砂锅中注入适量的清水，大火烧开。2.倒入备好的小米，加入备好的花生、瓜子仁，搅拌均匀，大火煮开后转小火煮约20分钟。3.倒入洗净的红枣，搅拌均匀，续煮5分钟，加入少许红糖，持续搅拌片刻，至红糖溶化。4.关火后将煮好的粥盛出装入碗中即可。

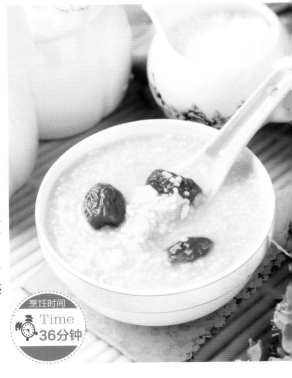

烹饪时间 Time 36分钟

蜂房粥

◉难易度：★ ☆ ☆　◉功效：清热解毒

烹饪时间
Time
56分钟

🍳 **原 料**

| 蜂房20克，水发大米100克

🍶 **调 料**

| 蜂蜜适量

🥄 **烹饪小提示**

蜂房有杂质，所以在入锅煮之前要把杂质清洗干净，以免影响粥的口感。

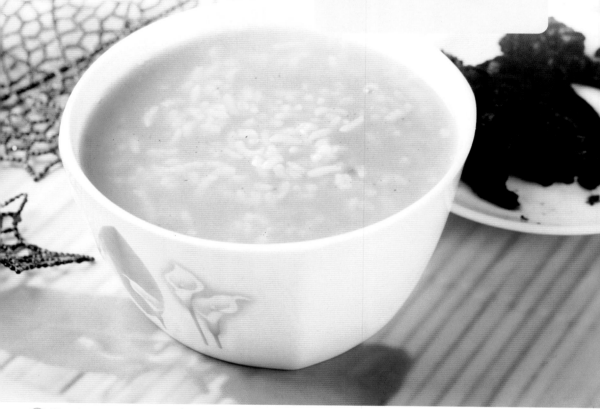

🥢 **做 法**

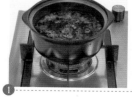

1 砂锅中注水烧开，倒入蜂房，烧开后用小火煮约20分钟。

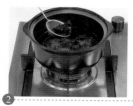

2 捞出蜂房，倒入洗净的大米，拌匀。

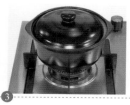

3 盖上盖，烧开后用小火煮约35分钟，至大米熟透。

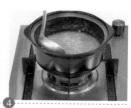

4 揭盖，拌匀，关火后盛出，装入碗中，加入蜂蜜调匀即可。

☑ 做 法

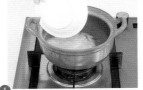

❶ 砂锅中注入适量清水烧开，倒入洗净的糯米。

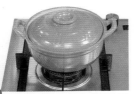

❷ 盖上锅盖，大火烧开后用小火煮约30分钟至食材熟透。

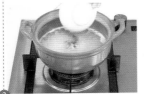

❸ 揭开盖，倒入阿胶，拌匀，煮至溶化。

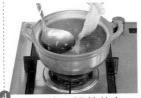

❹ 倒入红糖，搅拌均匀，放入洗好的燕窝，搅拌均匀。

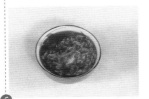

❺ 关火后盛出煮好的糯米粥，装入碗中即可。

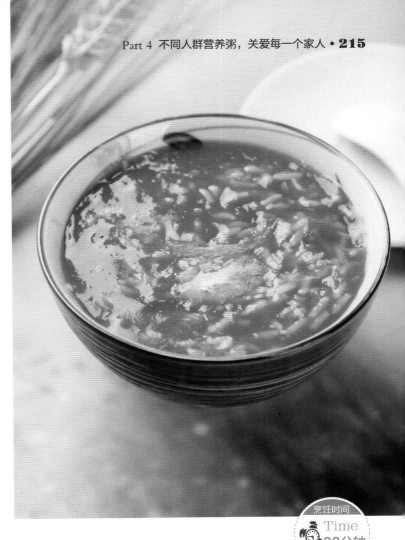

烹饪时间
Time
33分钟

燕窝阿胶糯米粥

◉难易度：★☆☆ ◉功效：美容养颜

◍ 原 料

水发糯米70克，水发燕窝、阿胶各少许

◍ 调 料

红糖20克

◉ **烹饪小提示**

糯米吸水率比较低，可以适量少加些水，这样煮出来的粥才会黏稠可口。

黑米莲子粥

◉难易度：★☆☆　◉功效：祛除雀斑

烹饪时间
Time
41分钟

◉ 原 料

水发大米120克，水发莲子95克，水发黑米75克

◉ 做 法

1.砂锅中注入适量的清水，用大火烧开。
2.倒入洗净的莲子，放入洗好的黑米，加入大米，搅拌匀。3.盖上盖，烧开后用小火煮40分钟至食材熟透。4.揭开盖，搅拌均匀使粥更浓稠。5.关火后盛出煮好的粥，装入碗中即可食用。

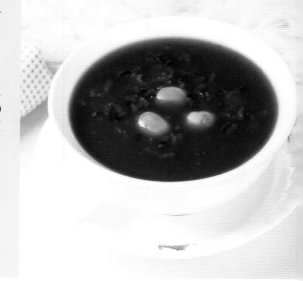

◉ 烹饪小提示

此粥还可以根据个人口味加入白糖或冰糖。

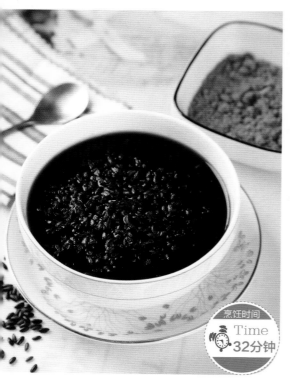

红糖黑米粥

◉难易度：★☆☆　◉功效：补血

◉ 原 料

水发黑米100克

◉ 调 料

红糖25克

◉ 做 法

1.砂锅中注入适量清水，用大火烧开。
2.倒入洗净的黑米，搅散、拌匀。3.盖上锅盖，大火烧开后转小火煮约50分钟，至米粒熟透。4.揭盖，撒上备好的红糖，搅拌均匀，用中火煮至红糖溶化。5.关火后盛出煮好的黑米粥，装在碗中即成。

烹饪时间
Time
32分钟

◉ 烹饪小提示

红糖的分量可以多一些，补益效果更佳。

做法

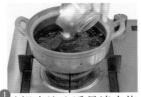

❶ 砂锅中注入适量清水烧热，倒入备好的大米、黑米，放入洗好的百合，拌匀。

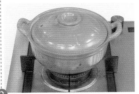

❷ 盖上盖，烧开后用小火煮约40分钟至熟。

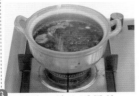

❸ 揭开盖，放入适量盐。

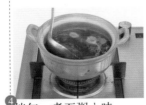

❹ 拌匀，煮至粥入味。

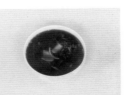

❺ 关火后盛出煮好的粥，装入碗中即可。

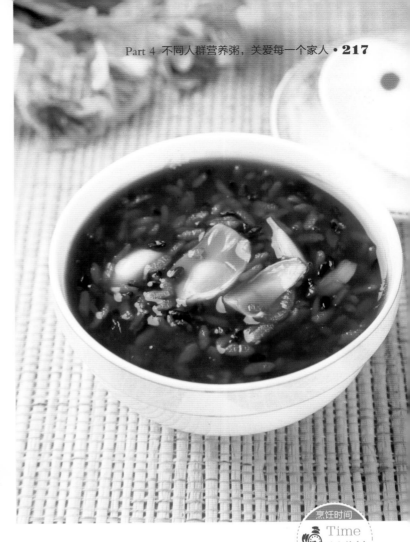

烹饪时间
Time
41分钟

百合黑米粥

◉难易度：★☆☆　◉功效：美容养颜

原料
水发大米120克，水发黑米65克，鲜百合40克

调料
盐2克

烹饪小提示
此粥还可以放入适量红糖，拌匀调味，这样能增加粥的香甜度，口感更佳。

黑米桂花粥

◎难易度：★☆☆　◎功效：排毒美白

原 料

水发赤小豆150克，水发莲子100克，桂花10克，红枣20克，水发黑米150克，花生米20克

调 料

冰糖25克

烹饪时间
Time
33分钟

◎ **烹饪小提示**

花生米的红衣营养价值很高，因此煮粥时可以不用去除。

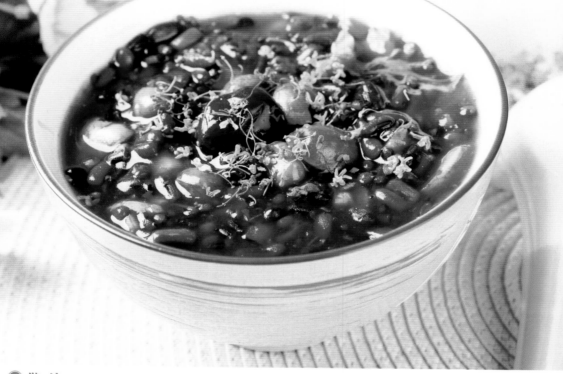

做 法

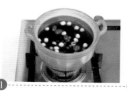

① 砂锅注水，倒入赤小豆、黑米、花生米、莲子、红枣拌匀。

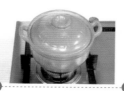

② 加盖，大火煮开后转小火煮30分钟至食材熟透。

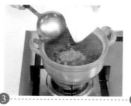

③ 揭盖，放入冰糖、桂花，拌匀，加盖续煮2分钟至冰糖溶化。

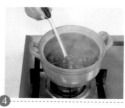

④ 揭盖，搅拌片刻，关火后将煮好的粥盛出，装入碗中即可。

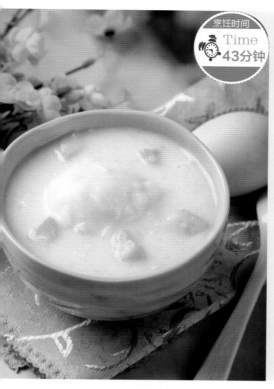

红薯牛奶甜粥

◎难易度：★☆☆ ◎功效：美白润肤

🍵 原 料
糯米100克，红薯300克，牛奶150毫升，熟鸡蛋1个

🍶 调 料
白糖25克

🍳 做 法
1.砂锅中注入适量清水，大火烧开。2.加入已浸泡过半小时的糯米、切好的红薯，搅拌均匀。3.盖上锅盖，烧开后转小火煮约40分钟，至材料煮熟。4.揭开锅盖，加入备好的牛奶、熟鸡蛋，搅拌一下。5.加入白糖，稍稍搅拌，待粥煮沸即可关火。6.盛出煮好的甜粥，装在碗中。

烹饪时间
Time
43分钟

红枣糯米甜粥

◎难易度：★☆☆ ◎功效：益气补血

🍵 原 料
水发糯米120克，红枣35克

🍶 调 料
白糖少许

🍳 做 法
1.砂锅中注入适量清水烧开。2.倒入洗净的红枣和糯米，拌匀、搅散。3.盖上盖，烧开后转小火煮约1小时，至食材熟透。4.揭盖，加入少许白糖，搅拌匀，煮至溶化。5.关火后盛出煮好的甜粥，装在碗中即成。

🍲 烹饪小提示
红枣本身含糖分，所以白糖不宜加太多。

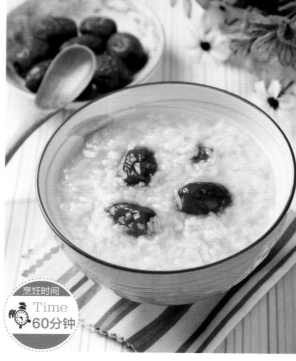

烹饪时间
Time
60分钟

花生灵芝大枣粥

●难易度：★☆☆ ●功效：抗衰老

🍲 原　料

水发大米170克，水发花生60克，灵芝、大枣各少许

🍶 调　料

红糖35克

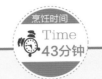

烹饪时间
Time
43分钟

💬 烹饪小提示

若喜欢较熟软的花生，则需要先把花生放入锅中煮一段时间再放入其他食材。

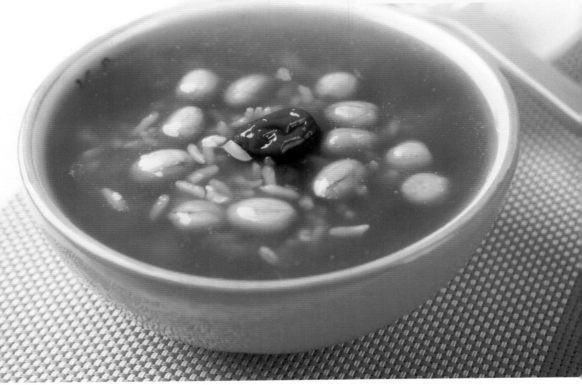

🔪 做　法

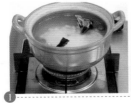

1 砂锅中注水烧开，倒入大枣、灵芝、花生、大米，拌匀。

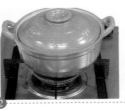

2 加盖，大火煮开转小火煮约40分钟至食材熟透。

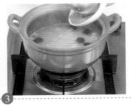

3 揭盖，用筷子夹出灵芝，加入红糖，稍稍搅拌至红糖溶化。

4 关火后盛出煮好的大枣粥，装碗即可。

做 法

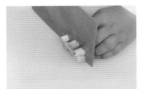

❶ 将洗净去皮的木瓜切成条形，再切成小丁块，备用。

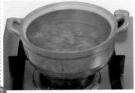

❷ 砂锅中注入适量清水，大火烧开。

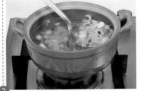

❸ 倒入备好的大米、杂粮和洗净的玉竹，搅拌匀，煮沸后用小火煮约30分钟，至食材熟软。

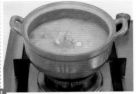

❹ 倒入木瓜丁，搅拌匀，用小火续煮约3分钟，至食材熟透。

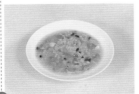

❺ 关火后盛出煮好的杂粮粥，装入汤碗中即成。

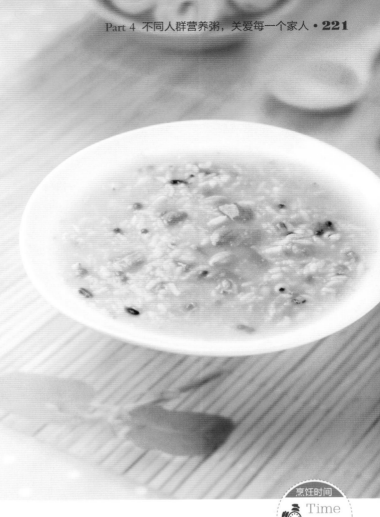

烹饪时间
Time
35分钟

木瓜杂粮粥

◉难易度：★★☆ ◉功效：润肤养颜

原 料

木瓜110克，水发大米80克，水发糙米、水发红豆、水发绿豆、水发薏米、水发莲子、水发花生米各70克，玉米碎60克，玉竹20克

烹饪小提示

切木瓜块时要将木瓜切得均匀，这样煮粥时才更容易熟透，但是不要切得过小，也不要煮太久，否则容易使其变得软烂，影响口感和外观。

给孩子的益智粥

蔬菜三文鱼粥

◎难易度：★★☆ ◎功效：健脑益智

原 料

三文鱼120克，胡萝卜50克，芹菜20克，水发大米150克

调 料

盐3克，鸡粉3克，水淀粉3克，食用油适量

烹饪时间
Time
37分钟

烹饪小提示

腌渍三文鱼时，可以加入少许葱姜酒汁，能更好地去腥提鲜。

做 法

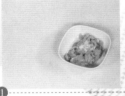

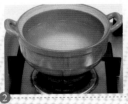

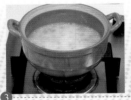

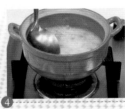

① 芹菜、胡萝卜切粒；三文鱼切片，加盐、鸡粉、水淀粉腌渍。

② 砂锅注水烧开，倒入水发大米，加油拌匀，慢火煲30分钟。

③ 倒入胡萝卜粒，慢火煮5分钟，加入三文鱼、芹菜拌匀煮沸。

④ 加盐、鸡粉拌匀调味，盛出，装入汤碗中即可。

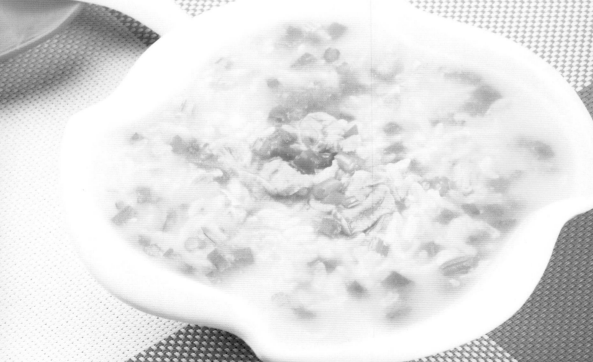

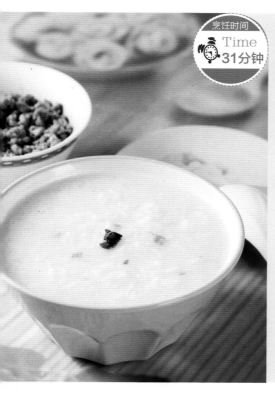

烹饪时间
Time
31分钟

鳕鱼粥

◉难易度：★★☆ ◉功效：增强记忆力

🍲 原 料

鳕鱼肉120克，水发大米150克

🥄 调 料

盐、生抽、食用油各适量

🔪 做 法

1.蒸锅上火烧开，放入处理好的鳕鱼肉，用中火蒸约10分钟至鱼肉熟，取出，放凉待用。
2.将鳕鱼肉置于案板上，压成泥状，备用。
3.砂锅中注入适量清水烧开，倒入洗净的大米，搅拌均匀，烧开后用小火煮约30分钟至大米熟软。4.倒入鳕鱼肉，搅拌匀，加入少许盐，拌匀，略煮片刻至其入味。5.关火后盛出鳕鱼粥，装入碗中即可。

鱼松粥

◉难易度：★★★ ◉功效：健脑

🍲 原 料

鲈鱼70克，上海青40克，胡萝卜25克，水发大米120克

🥄 调 料

盐、生抽、食用油各少许

🔪 做 法

1.锅中注水烧开，放入上海青，煮1分钟，捞出。2.把装好盘的鱼肉、胡萝卜放入烧开的蒸锅，用小火蒸15分钟，取出。3.鱼肉去皮去骨，鱼肉剁碎；上海青切粒剁碎；胡萝卜压烂剁泥。4.锅中注水烧开，倒入大米拌匀，用小火煮30分钟，盛出，装碗。5.用油起锅，倒入鱼肉，加盐、生抽拌炒香，加入上海青、胡萝卜炒匀。6.将炒好的材料盛放在粥上即可。

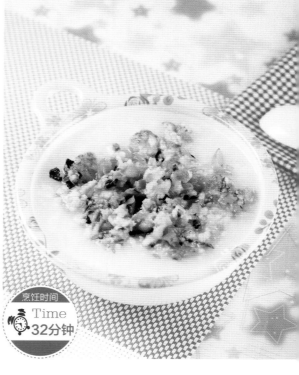

烹饪时间
Time
32分钟

虾皮肉末青菜粥

◉难易度：★☆☆　◉功效：健脑益智

烹饪时间
Time
32分钟

◉原料

虾皮15克，肉末50克，生菜80克，水发大米90克

◉调料

盐、生抽各少许

◉烹饪小提示

虾皮、肉末及生菜都要尽量切得碎一些，以有利于孩子吸收消化。

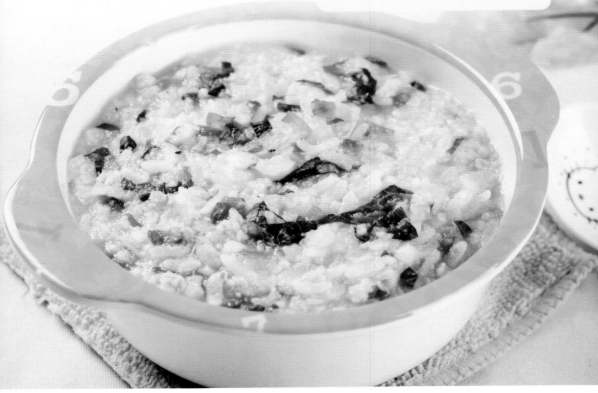

◉做法

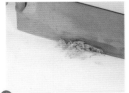

❶ 把洗净的生菜切丝，切成粒；洗好的虾皮剁成末。

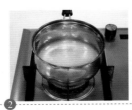

❷ 锅中注入适量清水，用大火烧开，倒入洗净的大米，拌匀。

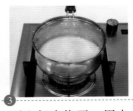

❸ 下入虾皮烧开，用小火煮30分钟至大米熟软，放入肉末拌匀。

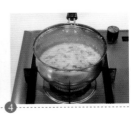

❹ 放入盐、生抽、生菜拌匀煮沸，盛出，装入碗中即成。

做 法

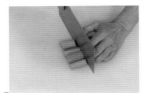

❶ 洗好去皮的胡萝卜切开，再切段，备用。

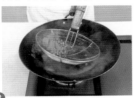

❷ 锅中注水烧开，倒入胡萝卜、豌豆，煮至其断生，捞出，沥干水分，放凉待用。

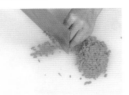

❸ 将放凉的胡萝卜切碎，剁成末；放凉的豌豆切碎，剁成细末，备用。

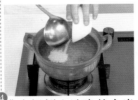

❹ 沸水锅倒入洗净的大米煮熟，加豌豆、胡萝卜、白芝麻，中火煮15分钟。

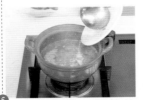

❺ 倒入核桃粉，搅拌均匀，淋入少许芝麻油，搅匀，关火后盛出煮好的粥即可。

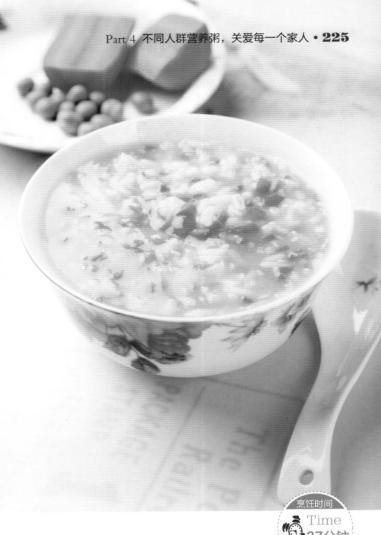

烹饪时间
Time
37分钟

核桃蔬菜粥

●难易度：★★☆　●功效：健脑益智

原 料
胡萝卜120克，豌豆65克，核桃粉15克，水发大米120克，白芝麻少许

调 料
芝麻油少许

🍴 烹饪小提示

芝麻外面有一层稍硬的蜡，把它碾碎后食用才能使人体吸收到营养，所以整粒的芝麻最好是加工后再吃。白芝麻可以先干炒一下，味道会更香。

鸡蛋西红柿粥

●难易度：★★☆ ●功效：改善记忆力

烹饪时间
Time
32分钟

⊙ 原 料

水发大米110克，鸡蛋50克，西红柿65克

⊙ 调 料

盐少许

⊙ 做 法

1.洗好的西红柿切片，再切成条，改切成丁，备用。2.鸡蛋打入碗中，打散调匀，制成蛋液，备用。3.砂锅中注入适量清水烧开，倒入洗好的大米，搅散，烧开后用小火煮约30分钟至大米熟软。4.倒入西红柿丁，搅拌均匀，转中火煮约1分钟至西红柿熟软。5.转大火，加入少许盐，搅匀调味，倒入备好的蛋液，搅拌匀，煮至蛋花浮现。6.关火后盛出煮好的粥，装入碗中即可。

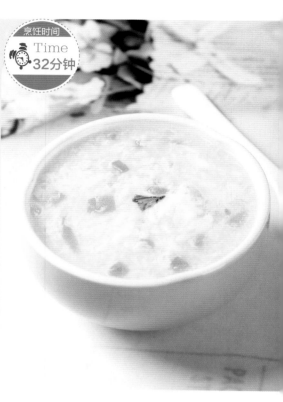

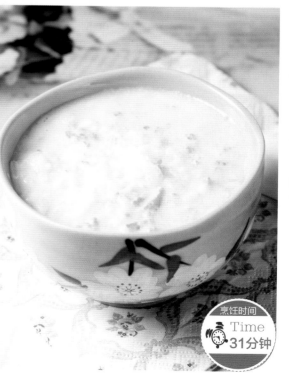

牛奶蛋黄粥

●难易度：★☆☆ ●功效：健脑益智

⊙ 原 料

水发大米130克，牛奶70毫升，熟蛋黄30克

⊙ 调 料

盐适量

⊙ 做 法

1.将熟蛋黄切碎，装碗备用。2.砂锅中注入适量清水，用大火烧开，倒入洗净的大米，搅拌均匀，烧开后用小火煮约30分钟，至大米熟软。3.放入切碎的熟蛋黄，倒入备好的牛奶，搅拌均匀。4.加入少许盐，搅匀调味，略煮片刻至食材入味。5.关火后盛出煮好的牛奶蛋黄粥，装入碗中即可。

烹饪时间
Time
31分钟

🥄 做 法

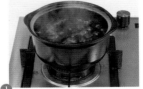

1 砂锅中注入适量清水，大火烧开。

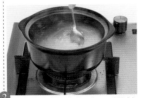

2 倒入洗净的大米，搅拌均匀，至米粒散开。

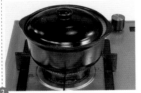

3 加入松子，拌匀，加盖烧开后用小火煮30分钟至食材熟透。

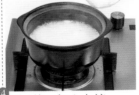

4 揭开盖，加入白糖。

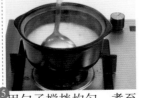

5 用勺子搅拌均匀，煮至白糖溶化，关火后盛出煮好的粥即可。

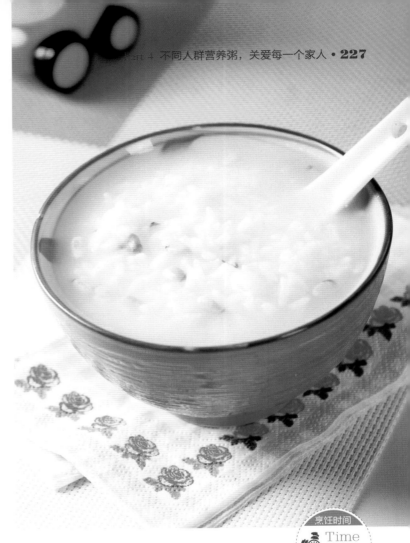

烹饪时间
Time
32分钟

松子仁粥

◉难易度：★ ☆ ☆　◉功效：益智健脑

🍚 **原 料**

水发大米110克，松子35克

🍯 **调 料**

白糖4克

💭 **烹饪小提示**

此粥可以先将备好的松子用工具捣成碎末，再放入锅中煮，这样口感会更佳。

奶酪蘑菇粥

◉难易度：★☆☆ ◉功效：促进大脑发育

烹饪时间
Time
32分钟

◉ **原料**

| 肉末35克，口蘑45克，菠菜50克，奶酪
40克，胡萝卜40克，水发大米90克

◉ **调料**

| 盐少许

◎ **烹饪小提示**

袋装口蘑食用前一定要多漂洗几遍，以去掉某些残留的化学物质。

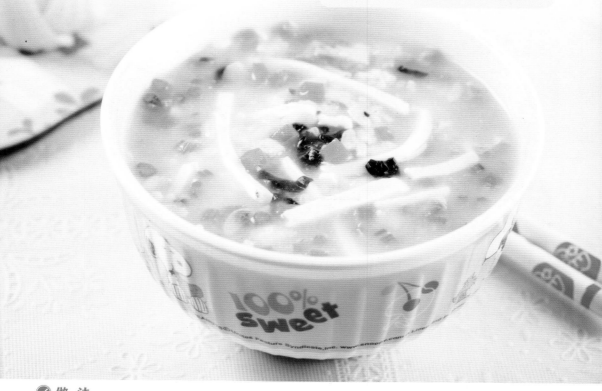

🍴 **做 法**

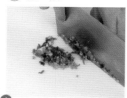

❶ 口蘑洗净切丁；胡萝卜洗净切粒；菠菜洗净切粒；奶酪切条。

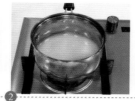

❷ 汤锅注水，用大火烧开，倒入水发好的大米，拌匀。

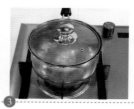

❸ 放入胡萝卜、口蘑，搅拌匀，烧开后转小火煮30分钟。

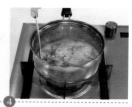

❹ 倒入肉末、菠菜煮沸，加盐拌匀，盛入碗中，放上奶酪即可。

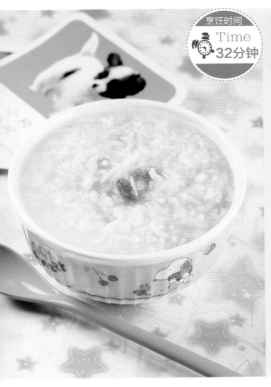

果蔬粥

◎难易度：★☆☆ ◎功效：抗疲劳

烹饪时间 Time 32分钟

原料

大白菜30克，百合15克，雪梨、马蹄肉各45克，板栗35克，葡萄干20克，水发大米110克

调料

盐少许

做法

1.洗净的马蹄拍碎剁粒；洗好的板栗切碎剁粒；洗净的雪梨去皮，切碎剁粒；洗好的百合切碎剁粒；洗净的大白菜切丝，切碎剁粒。2.锅中注水，大火烧开。3.倒入水发好的大米，拌匀，用小火煮20分钟至大米熟软。4.倒入葡萄干、板栗、雪梨、百合、马蹄，拌匀。5.再放入大白菜，搅拌匀，用小火煮10分钟至食材熟烂。6.放入少许盐，拌匀调味，将煮好的粥盛出，装入碗中即可。

蛋花麦片粥

◎难易度：★☆☆ ◎功效：益智健脑

原料

鸡蛋1个，燕麦片50克

调料

盐2克

做法

1.将鸡蛋打入碗中，用筷子打散，调匀。2.锅中注入适量清水烧热。3.倒入适量燕麦片，搅拌匀，盖上盖，用小火煮20分钟至燕麦片熟烂。4.揭盖，倒入备好的蛋液，拌匀，加入适量盐，拌匀煮沸。5.将锅中煮好的粥盛出，装入碗中即可。

烹饪小提示

燕麦片先用水泡发，这可缩短煮制的时间。

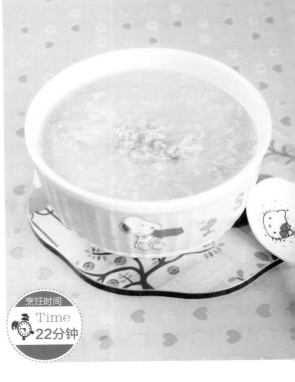

烹饪时间 Time 22分钟

上海青燕麦粥

◉难易度：★☆☆ ◉功效：补脑

烹饪时间
Time
22分钟

原料
上海青30克，燕麦片70克，鸡蛋1个，
高汤250毫升

调料
盐2克

烹饪小提示

煮制此粥时，选用浅土褐色、外观完整、散发清淡香味的燕麦，这样煮出来的粥口感会更佳。

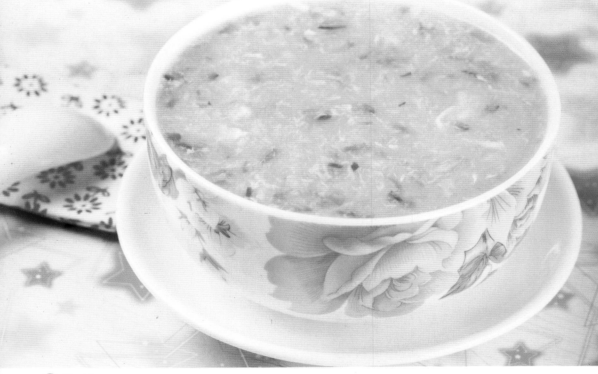

做法

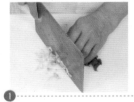

❶ 鸡蛋打入碗中，打散，调匀；洗净的上海青切粒。

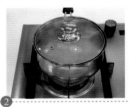

❷ 锅中注入高汤，倒入燕麦片拌匀，小火煮20分钟至熟。

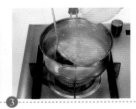

❸ 倒入上海青，搅拌匀，加盐拌匀调味，倒入蛋液拌匀煮沸。

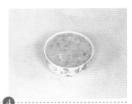

❹ 将煮好的燕麦粥盛出，装入碗中即可。